교대근무 수면장애 극복하기

교대근무 수면장애 극복하기

수면의학 전문의
신홍범의
교대근무 수면장애
해결프로젝트

미국수면전문의, 의학박사
신홍범 지음

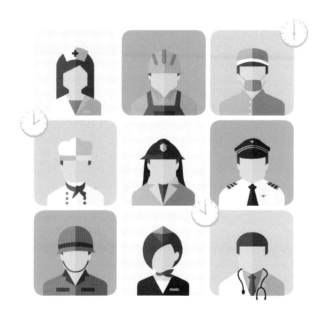

이담
Books

머리말

　전기와 전구가 발명되고 산업화가 진행되면서 우리가 사는 세상은 24시간 동안 움직이는 사회가 되었다. 군인, 응급의료진을 포함한 의료인력, 버스기사, 소방대원, 2교대 혹은 3교대로 근무하는 산업체 직원, 상점 판매원 등 수많은 사람이 야간에 근무하거나 통상적인 근무시간을 떠나서 저녁 늦게까지 혹은 새벽 일찍 나와서 일한다. 교대근무란, 보통의 낮 근무, 즉 오전 9시부터 오후 6시까지의 근무시간을 벗어난 모든 근무형태를 지칭하는 것으로 영문 'Shift Work'를 번역한 것이다.

　통상적인 '낮 근무'가 아닌 다른 시간에 근무하게 되면 쉬거나 잠을 자는 시간이 바뀐다. 또 야간근무를 하는 시간대가 수시로 변경되는 경우에는 수면시간 역시 자주 바뀌게 된다. 이러한 불규칙한 '수면−각성 패턴'은 일정한 생체리듬을 유지하려는 우리 몸과 정신에 심각하고 실제적인 위험이 된다.

　교대근무를 하게 되면, 잠을 자야 하는 시간에 인위적이고 강제적인 힘에 의해 잠을 자지 못함으로써 생체리듬이 깨지게 된다. 더욱이 이러한 생활이 반복되면 어느 순간 쉽게 잠들지 못하는 불면증에 고통을 겪기도 한다. 충분히 잠을 자지 못하고 야간에 과로하게 되면 업무 중에 심각한 졸음에 시달리고 그로 인해 사고 위험도 커진다. 교대근무로 생활리듬 또한 흐트러진다. 불규칙한 식사로 인한 소화기장애(위염, 위궤양 등)가 흔하며, 폭식과 음주로 인한 체중 증가 및 당뇨 발병 위험도 커진다. 교대근무로 생활패턴이 달라지면서 생기는 가족 간의 갈등과 가중되는 피로감, 불면감, 그리고 사회적 단절은 우울증, 불안증 등과 같은 심리적인 어려움으로 이어진다.

이러한 다양한 정신적·신체적 스트레스가 장기간 지속될 경우에 인체는 심장질환이나 특정 종류의 암들이 발병할 위험에 크게 노출된다는 것이 여러 연구를 통해 알려지고 있다.

2013년 7월에 대법원은 '자동차 공장에서 교대근무 하던 노동자에서 발병한 수면장애'에 대해 산업재해로 판결하였고, 2013년 12월에는 하루 11시간 이상 초과근무를 하던 노동자가 수면무호흡증으로 사망한 사례에 대해서 산업재해로 판정하였다. 이제 외국에서와 같이 우리나라에서도 교대근무나 야간근무로 인한 건강상의 위험이 의학적인 관심을 넘어서 사회적·법적인 문제로 주목받기 시작했다.

교대근무는 그 자체가 수면리듬을 방해하면서 불면증과 심한 졸음 등의 심각한 수면장애를 초래하기 때문에 오랫동안 수면의학의 연구대상이었다. 필자는 수면질환전문클리닉을 운영하면서 다양한 교대근무 수면장애 환자를 접해 왔다.

환자들 가운데 교대근무를 시작한 지 2년 후부터 불면증이 생겼고, 그 증상이 심해져서 업무에 심각한 어려움을 겪고 우울증상으로

까지 이어진 간호사가 있었다. 또한, 교대근무를 하는 일정이 바뀌면서 한 번에 연속적으로 근무해야 하는 시간이 늘어나 업무 중에 심각한 졸음을 쫓느라 애를 먹었고, 퇴근 후에는 피로해도 잠들지 못해서 괴로워하던 시내버스 기사도 있었다. 교대근무를 하는 어느 택시기사는 밤이나 낮이나 머리만 붙이면 잠을 자는 상태였고, 검사 결과 수면 중에 심한 호흡곤란이 동반되고 있음이 발견되기도 했다. 그밖에 다양한 교대근무자들의 수면장애 사례들을 접할 수 있었다.

이러한 사례를 토대로 하여 이 책에서는 그 증상과 대책에 관해 서술하고자 한다. 교대근무는 이제 우리 사회에서 없어서는 안 되는 근무 형태가 되어버렸다. 그동안 얻어진 수면의학의 지식을 활용해서 교대근무로 인한 건강 악영향을 최소화하는 방법을 찾아야 한다. 필자는 수면의학을 전공하면서 교대근무 수면장애를 진단하고 치료하는 경험을 쌓아 왔다. 그 가운데 많은 안타까운 이야기가 필자의 마음을 울렸다. 전국 교대근무자들의 건강 회복을 위해 좁은 지면이나마 빌어 여러분께 전달해 드리고자 한다.

2014년

신홍범

목 차

PART 02. 교대근무 수면장애

PART 03. 흔한 수면질환

PART 04. 수면의학과 수면전문의

주목받는 직업성 질환, '교대근무 수면장애'

교대근무로 인한 수면문제가 우리 사회에 직·간접적으로 영향을 미치고 있다. 학술적으로도 직업과 관련된 수면문제가 크게 주목받고 있다.

첫째, 환자 진료 경험을 통해, 불규칙한 근무 일정이 수면장애를 유발한다는 것을 피부로 느낄 수 있다.

필자는 수면클리닉 진료를 하는 의사이다. 잠과 관련된 여러 가지 질환을 진료하고 있다. 수면클리닉을 방문하는 환자 중에는 불면증 환자가 흔하다. 불면증은 전체 인구 3명 중 한 명이 한 번은 경험하는 문제일 정도로 흔하다. 불면증 환자를 진료하다가 몇 가지 특이한 점을 발견했다.

불면증을 겪고 있는 환자 중에 현재 교대근무를 하고 있거나 과거에 교대근무를 한 적이 있는 사람들이 많다는 것이다. 3교대근무를 하는 공장에서 일하는 분, 교대근무를 하는 간호사, 야간에 주로 영업을 하는 노래방 주인, 새벽시장에서 장사하시는 분, 24시간 운영

되는 카지노에서 일하는 분 등으로 직종은 다양하지만 밤늦게 일하거나 교대근무로 수시로 근무시간과 취침시간이 바뀌는 일을 하시는 분들이 많았다.

그래서 수면클리닉에 처음 방문하시는 분들에게 '하루 중 언제 일하는지?', '과거에 교대근무를 한 적 있는지'를 꼭 적도록 하고 있다. 업무시간과 직업적인 특성이 수면문제에 큰 영향을 미치기 때문이다.

둘째, 교대근무로 인한 수면장애를 산업재해로 인정하는 판결이 나왔다.

필자는 2013년 2월경에 처음 언론을 통해서 교대근무와 관련된 수면-각성장애에 대해서 법원이 업무상 재해로 인정한 판결을 접했다. 3년간 1주일 단위로 주·야간 교대근무를 하던 기아자동차 조립공장 노동자가 특별한 이유 없이 불안장애를 느껴서 진료를 받았고 8년 후에 불안, 공포, 수면장애로 고통을 받았던 경우이다. 처음에 근로복지공단에 요양신청을 접수했으나 공단은 수면장애는 개인적인 이유로 인한 것이라고 보고 산재불승인 처분을 내렸다. 이에 불복하고 법원에 소송을 제기하였다. 이후 법원의 판결을 시간별로 정리하면 다음과 같다.

1. 2010년 12월 22일, 서울행정법원. '주·야간교대제 근무로 인해 불면증 등 수면장애가 발병할 경우 업무상 재해로 인정해야 한다'는 취지로 근로복지공단의 요양불승인처분 취소 결정을 내림 (서울행정법원, 2010구단4400).
2. 2013년 2월 8일, 서울고등법원 제8행정부(재판장 김인욱). 자동차

조립공장에 종사하는 노동자에게 발생한 '수면-각성장애'와 '전신 불안장애'를 업무상 재해로 인정하는 판결을 선고(서울고등법원, 2011누4925). 서울행정법원이 2010. 12. 22. '수면-각성장애'를 업무상 재해로 인정한 1심 판결에 대한 항소심 판결이었음.

3. 2013년 7월 18일, 대법원. '야간 교대근무를 해온 노동자의 수면장애가 산업재해에 해당함'을 최종적으로 확정하여 기아자동차 측이 낸 상고심을 기각하고 고등법원의 판결을 인정함.

위와 같이 교대근무로 인한 수면장애가 산업재해에 해당한다는 것을 대법원이 최종적으로 인정했다. 이후 이와 유사한 요양신청이나 소송이 잇따를 것으로 예상된다.

이와 같은 맥락에서 연합뉴스신문(2013. 10. 01)에 현대자동차 노조가 주·야간 맞교대근무로 수면장애를 겪고 있는 노동자 5명에 대한 산재신청을 근로복지공단에 냈다는 기사가 났다. "현대자동차 노조는 5천여 노동자를 대상으로 수면장애에 대해 실태조사를 했으며, 그 결과 고위험군 5명을 선별했다고 한다. 조합원들은 교대근무로 인하여 수면시간이 짧아지고, 잠들기 힘든 입면장애를 겪고 있었다. 또 얕은 잠으로 인하여 수면 중에 깨는 횟수가 많고, 그 결과 만성적인 수면부족으로 인한 피로 누적, 집중력 저하, 위장장애, 탈모, 만성 스트레스로 인한 가정과 사회생활의 어려움도 함께 겪고 있었다. 노조는 이들 조합원이 꼭 산재 승인을 받도록 노력하겠다고 했다."

한국경제신문 2013년 12월 12일 자에는 '수면무호흡증으로 인한 사망도 산재로 인정된다'는 기사가 실렸다. GS건설의 하도급 근로자로 용접일을 하던 조 씨는 2011년 숙소에서 잠자던 중 '수면 중

숨이 멈추는' 수면무호흡증으로 사망하였다. 이에 GS건설은 산업재해 보상금, 위자료 등의 명목으로 유족에게 2억 2,000만 원을 지급한 뒤 유족을 대신해 근로복지공단에 산업재해 신청을 했다. 그러나 공단은 "업무와 무관한 질병으로 사망했다"며 산재 인정을 거부했고 GS건설은 이에 불복해 소송을 냈다.

서울행정법원 행정 12부(부장판사 이승한)는 "조 씨가 열악한 환경에서 하루 평균 11.44시간 일하는 등 상당한 과로 및 스트레스 사실이 인정되고, 이 때문에 수면무호흡증이 유발·악화됐다"며 원고 승소 판결을 했다고 11일 밝혔다. 공단 관계자는 "수면무호흡증이 산재로 인정받은 건 처음"이라고 말했다.

앞서 소개한 자동차 공장 노동자는 교대근무로 인한 수면장애가 산업재해로 판정받은 사유였는데 비하여, 조 씨의 경우에는 '수면무호흡증'이 그 사유이다. 조 씨가 교대근무를 한 것은 아니지만, 하루 평균 11.44시간으로 적정 근로 시간인 8시간에서 4시간 가까이 초과한 것이며 여기에는 야간근무도 포함되어 있다.

직업수면의학에서 다루는 문제에는 교대근무뿐 아니라 연장근무나 초과근무로 인한 피로 누적과 집중력 저하로 인한 안전사고가 포함된다. 조 씨의 경우처럼, 심혈관질환 발병과 관련이 매우 높은 수면무호흡증이 작업환경에 의해 유발되고, 특히 악화되는 상황을 조기 발견해 예방하는 것 역시 수면의학에서 관심을 가지고 있는 중요한 주제이다.

2014년 8월 17일, 경향신문에 "27년간 주야 2교대근무를 하다 심근경색으로 쓰러진 노동자에 대한 산재 인정"에 대한 기사가 실렸다. 서울행정법원 행정6단독 정지영 판사는 기아자동차 노동자 박 씨가 근로복지공단을 상대로 "요양 급여를 지급하지 않기로 한 처분을 취소하라"며 낸 소송에서 원고 승소 판결을 내렸다. 박 씨는 지난 1985년 기아자동차에 입사해 27년간 하루 10시간 노동, 1주일씩 주간과 야간을 맞교대하는 2교대근무 형태로, 생산라인에서 부품 세팅과 용접, 품질 문제 발생 시 대응 업무 등을 수행했다.

박 씨는 2012년 9월, 공장 체력단련장에서 급성 심근경색으로 쓰러졌고, 저산소성 뇌 손상까지 왔다. 그리고 같은 해 12월 근로복지공단에 산재를 신청했다. 하지만 근로복지공단은 근로시간과 관련한 산재인정 기준이 고용노동부 고시에 미달해 "질병과 업무 사이에 인과관계가 없다"며 불승인 처분을 내렸다. 이에 대해 재판부는 "27년 동안 해온 교대근무는 인간의 생체리듬에 역행하고 신체에 많은 부담을 주는 근무형태이며, 야간근무는 스스로 업무를 조절하거나 수면시간을 확보할 수 없다"며 "업무와 질병 사이에 인과관계가 인정되므로 요양급여를 주지 않기로 한 근로복지공단의 처분은 위법하다"고 판결했다. 재판의 쟁점은 업무량이 갑자기 증가한 것도 아닌데 박 씨가 과로했다고 볼 수 있느냐는 것이었다. 실제 박 씨가 쓰러지기 전 3개월간 주 근무시간은 50~60시간으로 늘 해오던 수준이었다.

한편, 2013년 6월 28일 고용노동부는 「산업재해보상보험법」 제37조 제1항 제2호 및 같은 법 시행령 제34조 제3항 및 별표3에 따라 뇌혈관 질병 또는 심장 질병 및 근골격계 질병의 업무상 질병 인정 여부 결정에 필요한 사항을 고시(제2013-32호)하였다.

이 고시에는 '발병 전 12주 동안 업무시간이 1주 평균 60시간(발병 전 4주 동안 1주 평균 64시간)을 초과하지 않는 경우라도 업무시간이 길어질수록 업무와 발병과의 관련성이 서서히 증가하며, 야간근무(야간근무를 포함하는 교대근무도 해당)의 경우는 주간근무에 비하여 더 많은 육체적·정신적인 부담을 발생시킬 수 있다'가 포함되어 있다. 즉 업무와 질병 간 관련성의 인정 기준을 '주 근무시간 60시간 초과'로 하되 이를 넘지 않더라도 '주·야간 교대근무는 주간근무에 비해 더 많은 육체적·정신적 부담을 준다'는 점을 고려하도록 정하고 있는 것이다. 이번 판결은 위 고시에 따라 산재를 더 폭넓게 인정한 결과이기도 한다. 또, 위 판결과 같이 법원이 교대근무로 인한 정신적·신체적인 부담을 수면문제를 넘어 뇌혈관 및 심장 질병에도 인정하고 있으며, 이를 산재판정에 적용하고 있다.

셋째, 교대근무로 인한 수면장애를 포함하는 산업수면의학이 수면의학의 새로운 영역으로 주목받고 있다. 실제로 2013년 미국 볼티모어에서 열린 미국수면학회에서 업무 중 졸음으로 인한 사고나 생산성 저하를 다루는 심포지엄, 교대근무로 인한 수면장애를 다루는 심포지엄 등 직업과 수면과의 관계를 다루는 여러 가지 학술프로그램이 소개되었다. 이런 심포지엄은 전에는 거의 볼 수 없거나 있다고 하더라도 1, 2개 정도였다. 또한, 최근 개정판이 나온 미국 수면의학 교과서에도 산업수면의학이라는 파트가 새로 생겼고 여기서 교대근무, 작업 중 피로 등의 주제를 다루고 있다. 수면의학은 사람의 생활과 밀접한 관련이 있고, 이미 오래전에 시간생물학 연구를 통해서 교대근무와 시차여행으로 인한 문제, 장시간 근무 후 수면박탈로 인한 작업장 사고 등의 문제를 다루고 있었다. 그동안의 연구성과가 실생활에 좀 더 잘 적용될 수 있게 된 것이라고 볼 수 있다.

교대근무, 어떤 문제 일으키나?

유럽과 북미 노동자의 20%가 교대근무에 종사하고 있다고 한다. 이런 경향은 의료, 산업, 운송, 언론, 호텔 등 접객업 부문에서 두드러지게 나타난다. 전 세계적으로 많은 사람이 다양한 형태의 주·야간 교대근무 혹은 불규칙적인 업무 일정에 노출되어 있다.

우리나라 주·야간 교대근무는 일상적 근로행태로서 노동자 10명 중 1명이 이에 해당하는 것으로 조사된다. 2011년 11월 24일 자 경향신문에서도 이와 관련된 기사가 난 바가 있다. "단국대 산학협력단이 고용노동부 연구용역으로 작성한 '연장 야간 및 휴일근로 등 과중업무 수행 근로자 관리방안'이라는 보고서에 따르면, 전체 임금 노동자의 10.2~14.5%(127~197만 명)가 야간근무에 종사하고 있었다. 남성 비율이 여성보다 높았고, 55세 이상 고령자 비율이 높았다. 업종별로는 부동산업과 임대업, 운수업, 제조업의 비중이 높았다. 야간작업과 장시간 노동을 하는 경우, 우울병 발병 위험이 2배 높았다. 연구결과 '야간작업을 포함한 교대근무는 뇌심혈관질환, 소화기질환, 우울증상, 수면장애를 초래하며 작업 중 사고위험을 높이는' 것으로 나타났다. 연구팀은 야간작업 종사자들의 의학적 관리를 위해 특수건강진단 대상 업무에 야간작업을 추가할 것을 제안했다."

2007년 12월 5일 국제암연구소(IARC; International Agency for Research on Cancer)는 일주기리듬(circadian rhythm)을 교란하는 교대근무를 2급 발암 물질(Group 2A; The agent is probably carcinogenic to humans, 사람에 대한 발암성의 근거가 제한적으로 존재하며, 동물에서는 그 근거가 충분한 경우)로 분류했다.

역학 연구 결과, 장시간 야간근무를 한 여성들에게서 그렇지 않은 경우보다 유방암 발병률이 높았다. 이 연구에 참여한 여성들은 간호사와 비행기 여승무원이었다. 동물 연구에서도 이와 유사한 연구 결과를 얻었다. 동물에게 야간에도 지속적으로 빛을 비추고, 시차여행과 비슷한 상황을 만들었을 때 종양의 성장 속도가 빨라졌다. 야간에 빛에 노출될 경우 수면호르몬인 멜라토닌의 분비가 감소한다. 한편, 멜라토닌이 감소될 경우 종양의 성장 속도가 빨라지는 것이 실험적으로 입증되었다.

연구들을 종합해 보면, 야간 교대근무를 하면서 야간에 장시간 빛에 노출될 경우 수면패턴에 변화가 생기고 멜라토닌 분비가 억제되며, 그 결과 종양 발생에 관여하는 유전자에 악영향을 미쳐 암 발병이 증가하는 것으로 파악된다. 특히 야간에 노동해야 하는 교대근무에서 이런 위험이 더 컸다.

주·야간 교대근무와 심야노동의 위험성은 수많은 의학적·역학적 연구를 통해서 알려지고 지적되고 있다. 이에 노동부는 2002년 교대근무자의 건강을 위해서 사업자에게 2교대근무를 제한하는 권고지침을 만들었으나 경제부처와 재계의 반대로 시행하지 못했다. 당시 지침에는 '2교대근무 금지, 고정적 혹은 연속적 야간 교대작업 축소, 노동자의 수면을 방해하지 않는 근무 교대시간 책정 등'이 포함되어 있다. 현재 우리나라에서 교대근무자를 위한 공적인 지침은 2011년 12월에 한국산업안전보험공단이 발표한 5페이지짜리 '교대작업자의 보건 관련 지침'이 유일하다.

이처럼 우리나라에서는 교대근무의 위험성에 대해서 어느 정도 인지는 하고 있으나, 그에 대한 실제적인 대비가 부족한 실정이다.

이에 교대근무로 인한 수면장애가 근로자들의 중요한 건강상의 문제가 되고 있다. 수면장애가 근로자의 건강을 해치고 있으며, 결과적으로 많은 사회적인 비용을 초래할 것이다.

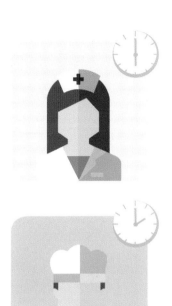

교대근무자
치료사례

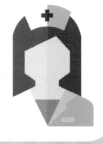

수면클리닉을 방문하다

  동건 씨는 기계를 만드는 공장에서 일하고 있다. 결혼한 지 5년째
이며, 3살 난 아들을 둔 아빠이기도 하다. 동건 씨는 근무 특성상 3
년째 교대근무를 해 오고 있다. 주간, 이브닝, 그리고 야간근무를 하
고 휴일을 가진 후 다시 일하는 유형의 3교대근무이다. 생산량에 따
라 2시간씩 잔업을 하기도 한다. 토요일, 일요일과 법정 공휴일은 휴
무나 업무 일정에 따라 출근하는 경우도 있다. 처음 교대근무를
시작할 때는 야간근무를 하고 나서도 그다지 피로를 느끼지 못해서
야간근무 후 휴일에는 여행을 가기도 했다. 그래서 생활에 여유가
있어 더 좋다고 생각하기도 했다.

  그런데 약 2년 전부터 야간근무를 마치고 낮에 잠을 자야 하는데
쉽게 잠이 오지 않아서 괴로웠다. 잠을 충분히 자지 못하고 출근해
서 일하려고 하니까 집중이 잘 안 되었고 깜박 졸다가 큰 사고를 낼
뻔한 적도 있었다.

  그러던 중에 우연히 신문기사에서 '교대근무를 오래 하면 위장병
과 비만, 당뇨가 잘 생기며 심하면 심장병과 암으로 사망할 위험도

크다는 이야기'를 접했다. 동건 씨는 지난 3년 동안 자신의 몸에 일어난 변화를 생각해 보았다. 체중이 5kg 정도 늘었고 불규칙한 식사 때문에 속도 자주 쓰렸다. 작년에 해 본 위장관 내시경 검사상으로는 약한 위염 소견이 있다고 들었다. 동건 씨 아버님이 심장마비로 돌아가셨기 때문에 심장병에 대해서는 특히 걱정을 많이 하고 있었다. 그 기사를 읽고 난 후 동건 씨는 현재 겪고 있는 불면증과 피로감에 대해서 전문적인 치료를 받아 봐야겠다는 생각이 들었다. 그래서 수면전문클리닉을 소개받고 내원하게 되었다.

수면전문의: 현재 겪고 계신 문제가 어떤 것인지 이야기해 보세요.

동건: 교대근무를 하고 있는데, 야간근무를 마치고 낮에 잠을 자야 하는데 잠이 쉽게 오지 않아서 힘듭니다. 또 잠을 제대로 못 자니까 일을 할 때 심한 졸음과 피로감이 있습니다. 가끔 일하는 중에 저도 모르게 조는 경우가 있고 어느 날은 사고가 날 뻔한 적도 있습니다.

수면전문의: 교대근무는 어떤 방식으로 하고 계신가요?

동건: 주간근무 2일, 이브닝근무 2일, 야간근무 2일, 그리고 하루는 휴무이고 다시 주간근무가 시작됩니다. 교대근무를 시작하고 처음에는 이렇게 힘들지 않았습니다. 나이가 들고 체력이 떨어지면서 점점 어려움이 심해지는 것 같습니다.

수면전문의: 잠들기 힘든 점은 말씀하셨는데요, 혹시 잠이 얕고 자다가 자주 깨지 않나요? 그리고 수면 중에 특이한 점이 있다고 주변 사람에게 들은 것은 없습니까?

동건: 잠을 자다가 자주 깨는 편입니다. 보통 하룻밤에 2번 정도는 깨는 것 같습니다. 그리고 아주 특이한 것은 없고, 다만 코를 곤

다는 이야기를 아내에게서 듣는데, 최근에는 코골이도 좀 심해지고 자다가 숨을 안 쉬는 것 같다는 이야기도 아내가 했습니다.

수면전문의: 잠이 얕고 자주 깨는 경우에는 수면을 방해하는 병이 있을 수 있습니다. 코골이와 이에 동반되는 수면 중 호흡곤란, 즉 수면무호흡증은 젊은 남성에서 흔한 수면질환입니다. 동건 씨의 수면상태 전반과 수면 중 호흡곤란을 자세히 알아보기 위해서, 하룻밤 동안 검사실에서 주무시면서 수면상태를 측정하는 수면다원검사를 실시하도록 하겠습니다. 그리고 교대근무와 관련된 생활패턴, 특히 수면패턴을 자세히 살펴보기 위해서 수면일지를 작성해 오시기 바랍니다. 수면일지는 매일매일 잠자리에 드는 시간, 잠에서 깨는 시간, 식사 시간, 업무 시간 등을 표시하는 것입니다. 이 외에 잠에 영향을 줄 수 있는 요인들도 표시하는 데 카페인 함유 음료를 섭취한 시간, 운동한 시간, 낮잠을 잔 시간, 약물 복용 시간, 술을 마신 시간과 담배를 피운 시간 등도 함께 표시합니다.

동건 씨는 이 외에도 불면증상이 얼마나 심한지 평가하는 '자가 설문 평가지', 업무 중 졸음 정도를 평가하는 '엡워스 졸음증 척도', 그리고 '기분 상태를 평가하는 설문지'도 작성하여 제출하였다.

수면 일지

성명: _____ (_____) F / M

아래 표시 방법을 참고하여, 수면과 활동 양상에 대해 아래 그림과 같이 표기하세요.

〈예제〉

월	일	요일	12	1	2	3	4	5	6	7	8	9	10	11	12	1	2	3	4	5	6	7	8	9	10	11
			12	13	14	15	16	17	18	19	20	21	22	23	0	1	2	3	4	5	6	7	8	9	10	11
6	11	금	M	■			E		M	D	↓	■	■	■	■	■	■	■	■	↑	M	C			S

→ 삭제되지 않기!!

(표시 방법) ↓ : 잠자리에 든 시각 (눕는 행동 / 취침)

↑ : 잠자리에서 나온 시각 (일어남 / 기상)

■ : 잠잔 시간

* 기타 수면에 영향을 주는 사항을 간단히 기호 또는 단어로 표시하세요.

식사: M / 커피, 차, 음료수: C / 투약: D / 운동: E / 음주: A / 흡연: S

정오 낮   자정 밤

월	일	요일	12	1	2	3	4	5	6	7	8	9	10	11	12	1	2	3	4	5	6	7	8	9	10	11
			12	13	14	15	16	17	18	19	20	21	22	23	0	1	2	3	4	5	6	7	8	9	10	11
9	11	수	M		C	S			M	C			S		↓											↑
	12	목	M	S					M	C			S	↓			M			C		S				↑
	13	금		↑		M	S			C			M			C			S	↓					
	14	토						↑	C			S			M			C		S	↓					
월	일	요일	12	13	14	15	16	17	18	19	20	21	22	23	0	1	2	3	4	5	6	7	8	9	10	11
	15	일			↑	M	A			S	C	↓					↑	M		S		↓				
	16	월	C			↓								↑				M	C	S			M			
	17	화										↑				M	C	S								

정오 낮   자정 밤

월	일	요일	12	1	2	3	4	5	6	7	8	9	10	11	12	1	2	3	4	5	6	7	8	9	10	11
			12	13	14	15	16	17	18	19	20	21	22	23	0	1	2	3	4	5	6	7	8	9	10	11
	18	수	C	S					M	C		S	C	↓								↑	M	S		
	19	목	M	S	C				M	C		C	M·A	S	↓											
	20	금							M	S			M		S				C	M		↓				
	21	토		↑	M	S		S			M	C		M		S			C	C	↓					
월	일	요일	12	13	14	15	16	17	18	19	20	21	22	23	0	1	2	3	4	5	6	7	8	9	10	11
	22	일			↑	M		C			M			↑	M	S	↓									
	23	월	C	S	↓								↑	M	S		C	S		S		M				
	24	화	S		C	↓									C	S		S		M						

🌙 코모키수면센터

〈수면일지〉

수면일지에 빗금으로 표시된 것이 동건 씨가 잠을 잔 시간이다. 업무 일정에 따라 변화됨을 알 수 있다.

"심한 주간 졸림"에 대한 자가 진단표(ESS)
이유없는 심각한 졸음으로 고생하고 있습니까?

지난 1주일 동안의 상태를 가장 잘 반영하는 점수에
V표시를 해 주십시오

전혀 그렇지 않다 ◄————————► 매우 그렇다

| 1 | 2 | 3 | 4 | 5 | 6 | 7 |

1. 앉아서 글을 읽다 보면 꾸벅꾸벅 존다.
   ☐ 0.　　☐ 1.　　☑ 2.　　☐ 3.

2. TV를 보면서 나도 모르게 꾸벅꾸벅 존다.
   ☐ 0.　　☐ 1.　　☐ 2.　　☑ 3.

3. 공공장소에 가만히 앉아있을때 나도 모르게 잠이 든다.
   ☐ 0.　　☐ 1.　　☑ 2.　　☐ 3.

4. 대중교통 수단을 타고 있으면 나도 모르게 잠이든다.
   ☑ 0.　　☐ 1.　　☐ 2.　　☐ 3.

5. 오후에 쉬려고 누우면 나도 모르게 잠이 든다.
   ☐ 0.　　☐ 1.　　☑ 2.　　☐ 3.

6. 누군가와 앉아서 이야기 할 때
   나도 모르게 꾸벅꾸벅 존다.
   ☑ 0.　　☐ 1.　　☐ 2.　　☐ 3.

7. 점심식사후 조용히 앉아 있으면
   나도 모르게 잠이 든다.
   ☐ 0.　　☐ 1.　　☑ 2.　　☐ 3.

8. 운전중 정차 했을 때도 졸음이 온다.
   ☐ 0.　　☑ 1.　　☐ 2.　　☐ 3.

합　계　　　12

〈엡워스 졸음증 척도〉

　　동건 씨의 엡워스 졸음증 척도 점수는, 근무시간을 기준으로 할 때 12점으로 심한 졸음 상태에 있다고 할 수 있다.

동건 씨는 수면다원검사 예약일에 수면검사실을 방문했다. 수면검사는 대개 밤에 시행하지만, 동건 씨처럼 야간 교대근무를 하고 특히 교대근무 후 수면문제가 심각한 경우에는 낮에 수면다원검사를 시행하게 된다. 동건 씨는 야간근무를 오전 6시에 마치고 간단히 식사한 후에 오전 8시경 수면검사실에 도착하였다.

수면기사의 안내를 받아 검사실을 배정받았다. 1인 병실 크기의 방에, 비교적 큰 침대가 있었고 작은 옷장과 테이블도 있었다. 검사 센서가 연결되는 장치가 있었는데, 어두운 상태에서도 녹화가 가능한 적외선 카메라가 있다는 설명도 기사에게 들었다.

수면기사는 잠옷을 갈아입은 동건 씨에게 수면검사 감지기를 부착하였다. 머리, 눈 주위, 턱, 가슴, 다리에 전극을 부착하였고, 가슴과 배에는 호흡을 감지하는 띠를 둘렀으며, 코앞에 호흡을 측정하는 센서도 붙였다. 손가락에 부착된 센서를 통해서 몸속의 산소농도를 측정한다고 했다.

동건 씨가 침대에 누운 후, 감지기의 작동 상태를 확인하기 위해 수면기사가 몇 가지 테스트를 시행하였고, 이후 검사실의 불을 끄고 검사가 시작되었다. 수면검사실은 차광이 잘되어 있어서 낮에도 캄캄했고, 주변 소음도 거의 없었다. 그러나 집에서와 마찬가지로 낮에 잠을 자는 것은 쉽지 않았다. 머릿속으로 여러 가지 생각이 지나갔고 잠이 얕게 들었다가도 수시로 깨었다는 생각도 들었다. 검사 후 8시간이 지난 시점에 기사가 깨워서 일어났다. 잠을 자기는 했지만 깊게 자지 못해서 검사가 잘못되었으면 어떻게 하나 걱정이 된다고 하자, 기사는 '비교적 잘 주무셨다'고 이야기했다. 수면기사는 동건 씨 몸에 부착된 센서를 하나씩 떼어냈다. 동건 씨는 수면검사센터에 있는 샤워실에서 몸을 씻은 후, 다음 예약일을 확인하고 귀가하였다.

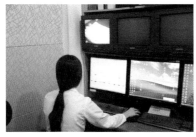

1. 기사의 모니터 장면

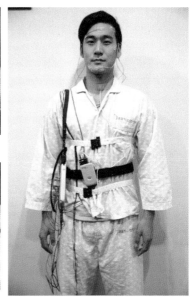

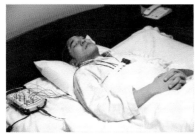

3. 수면검사 중인 상태

2. 검사준비를 마친 상태

〈수면다원검사〉

수면다원검사(polysomnography)란?

수면다원검사는 수면의 구조, 수면 중 이상 소견을 발견하고 진단하기 위한 기본적인 검사이다. 수면 상태를 판정하기 위해서 뇌파와 근육에 힘이 들어가 있는 정도, 눈동자의 움직임, 심장이 뛰는 양상, 코를 고는 소리, 호흡 양상, 다리의 움직임, 수면 중 자세, 잠을 자는 모습을 기록한 적외선 영상 등을 측정한다. 하룻밤 동안(대개 밤 10시 이후부터 오전 6시까지) 진행되는 데 검사 중에 수면전문기사는 검사실 밖에서 데이터가 잘 기록되고 있는지를 모니터하며 감지기(센서)가 몸에서 떨어져 측정이 잘 안 될 때는 검사실로 들어가서 다시 부착하기도 한다. 이렇게 얻어진 검사 결과는 1,000페이지 정도로 방대하며, 이를 한 페이지 한 페이지 분석한다. 분석 결과를 종합해서 시간별로 깨어 있었는지, 잠을 잤는지, 잠의 깊이는 어느 정도인지, 잠을 자는 동안 코를 고는지, 자다가 호흡이 곤란해지는 일은 얼마나 자주 있었는지, 자는 중에 다리 움직임이 있는지, 잠꼬대하거나 특별한 행동을 하는지 등을 판별한다. 이를 잘 정리한 것이 수면검사결과지이며, 이 결과지와 의사가 진찰한 임상적인 소견을 종합하여 진단이 내려진다. 그리고 진단을 토대로 치료계획을 세우게 된다.

소요시간: 평균 12시간(기본 설문지 작성: 30분 / 검사 준비, 환의, 장비 부착: 30분~1시간 / 수면검사 시행: 약 10시간)

동건 씨는 수면검사 일주일 후 수면클리닉을 다시 찾았다. 지난번에 몇 가지 수면평가지를 작성하였고, 2주간 수면일지도 작성하였다. 진료실에 들어가 보니 수면전문의는 그 내용을 모두 펼쳐놓고 진료 준비를 하고 있었고, 수면검사 결과지도 있었다.

수면전문의: 수면검사를 하실 때는 어떻게 주무셨나요?
동건: 잠을 거의 못 잔 것 같습니다. 그런데 제가 집에서 자는 잠도 거의 그런 수준입니다. 만약, 여기서 잠을 잘 샀다면 세 문제가 그대

로 나타나지 않아서 진단이 잘못되지 않을까 걱정했을 것 같습니다.

　수면전문의: 그렇게 생각할 수도 있겠네요. 동건 씨 수면검사 결과에서 가장 특징적인 것은 수면 중 코골이와 무호흡이 자주 나타난다는 것과 잠이 얕고 자주 깨며 수면구조가 흐트러져 있다는 것입니다. 여기 보시면, 잠을 자는 중에 코를 골고 숨을 멈추는 현상이 있습니다. 이를 무호흡이라고 하는데, 이것이 총검사 시간 중에 200번 가까이 나타납니다. 시간당 30회 이상 나타나고 있어서 심한 수면무호흡이라고 할 수 있습니다. 이런 수면 중 호흡곤란 때문에 중간중간 잠에서 깨는 현상이 있습니다. 한편, 수면의 초반에는 이런 호흡곤란과 무관하게 잠이 얕고, 잠이 들려고 하다가 다시 깨는 일이 있습니다. 이는 낮에 잠을 자야 하므로 수면리듬이 맞지 않아서 생기는 현상으로 볼 수 있습니다.

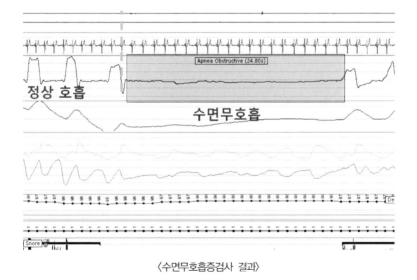

〈수면무호흡증검사 결과〉

　동건: 제가 낮에 잠을 자서 잠이 깊지 않을 거라는 생각은 했는데,

이렇게 자다가 숨을 멈추고 호흡곤란 때문에 깬다는 것은 검사를 통해서 처음 알았습니다. 최근에 더 자주 깨고 피로했던 것이 이 수면무호흡 때문이라고 볼 수 있나요?

수면전문의: 예, 밀접한 관련이 있습니다. 수면 중에 호흡을 제대로 못 하게 되면 뇌가 자극되어 자주 깹니다. 그래서 잠이 깊어지지 않고 제대로 자는 시간의 비율도 부족해져서 잠에서 깬 후에도 졸음을 자주 느낍니다. 한편, 무호흡은 호흡이 없는 상태로 그만큼 우리 몸에 산소가 공급되지 않습니다. 그러면 산소를 많이 사용하는 뇌가 제대로 쉴 수 없어서 낮에 활동할 때 집중력, 판단력, 기억력 등 뇌 기능이 전반적으로 떨어지면서 피로감과 졸음을 느낍니다. 또 심장에 산소공급이 되지 않으면 심장병 발병 위험도 커집니다.

수면무호흡증이란?

수면 중 기도를 지탱하는 주변 조직들의 힘이 빠지면서 기도가 막혀서 제대로 숨을 쉬지 못하는 상태를 말한다. 대개 코골이와 함께 나타난다. 수면무호흡이 한 시간에 5회 이상 나타나면 수면무호흡증이라는 질환으로 진단한다. 낮 동안 심한 졸음, 피로감, 혈압상승 등을 유발하며 장기간 지속될 경우 심장병, 뇌혈관질환, 당뇨, 치매 등의 심각한 합병증으로 이어질 수 있어 적극적인 치료가 필요한 대표적인 수면질환이다.

동건: 수면무호흡증은 어떻게 치료하게 됩니까?

수면전문의: 동건 씨의 기도구조를 보면, 혀가 두껍고 기도가 좁은 편입니다. 목도 굵고 짧은 편이며 과체중 상태입니다. 편도가 크지 않고 턱이 작은 편도 아닙니다. 이런 경우에는 상기도양압술 치료가 가

장 효과적입니다. 여기에 대해서는 이후 따로 자세히 설명하겠습니다.

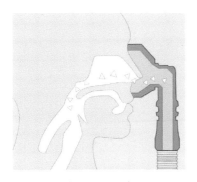
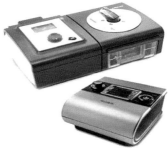

〈양압술 모식도〉　　　　　　　　〈양압기〉

동건: 제가 잠이 얕고 자주 깨는 것은 교대근무와 관련이 있다고도 하셨는데, 그에 대해서는 어떻게 치료하게 됩니까?

수면전문의: 동건 씨가 지난번에 작성하신 불면증 증상 척도를 보면 불면증이 심한 편입니다. 현재 우울증을 의심할 만한 증상은 없습니다. 업무 중 졸음에 대해서는 12점 정도로 심하게 졸린다고 표

시를 하셨습니다. 2주간의 수면일지 내용을 보아, 야간 교대근무 후에 특히 수면의 질이 심하게 떨어지고 있습니다. 수면일지에 나와 있는 식사패턴을 포함한 생활패턴 중에는 수면질환에 나쁜 영향을 주는 것이 적지 않습니다. 이런 것을 종합적으로 교정하는 인지행동치료를 단계적으로 시행하도록 하겠습니다.

인지행동치료 1. 잠을 배운다

어떤 사람의 생활습관이나 태도 등으로 인해 생기는 문제를 해결하는 방법의 하나가 '인지행동치료'이다. '인지'란 어떤 일 혹은 병적인 증상에 대한 사람의 생각을 말한다. 또, 그에 동반되는 '행동'도 있을 것이다. 그 사람의 생각이나 행동 중에서 병적인 것을 고치도록 도와주는 것이 인지행동치료이다. 심리치료보다는 더 구체적이고 직접적으로 어떤 생각이나 행동을 변화시켜주는 치료방식이다. 불면증을 비롯한 수면질환 치료에 사용된다.

교대근무자의 낮 수면, 얕은 잠이 많고 깊은 잠은 적다

수면전문의: 지난번 수면다원검사를 하실 때, 잠이 쉽게 들지 않아서 어려움을 겪었을 것으로 생각됩니다. 동건 씨 생각에는 잠이 드는 데 얼마나 걸린 것 같습니까?

동건: 글쎄요. 처음 하는 검사라서 낯설고 몸에 센서를 붙이니까 불편했습니다. 그리고 야간근무를 마치고 낮에 검사하는 거라서 잠이 안 올 것 같았고, 실제로도 정말 잠이 오지 않았습니다.

수면전문의: (수면검사 결과가 종합되어 있는 그래프를 보여주며) 여기 보시면 수면의 단계가 표시되어 있습니다. 맨 위가 깨어 있는 상태이고 그 아래로 내려가면서 1단계, 2단계, 그리고 깊은 수면인 3단계 수면이 있습니다. 검사를 시작한 직후에는 깨어 있는 상태에 있다가 1단계 수면으로 내려가서 3분 정도 유지되다가 다시 각성 상태로 옮겨가는 것을 볼 수 있습니다. 그리고 다시 1단계 수면 상태

보 5분 정도 있다가 다시 깨는 일이 반복되다가 30분 정도 지나서 2단계 수면에 도달하는 것을 볼 수 있습니다.

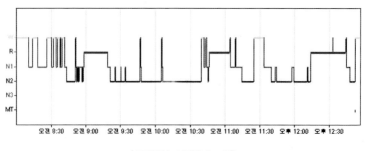

〈수면검사 수면단계 그림〉

동건: 예, 그림을 보니까 그래프가 아래로 내려갔다가 다시 위로 올라가는 모양을 보이고 있네요. 그런데 1~2단계 수면과 깊은 수면이 어떤 것인지 설명해 주시면 좋겠습니다.

수면전문의: 예, 사람이 깨어 있다가 잠이 들 때, 잠의 깊이와 종류가 다르다는 것을 여러 연구를 통해서 알게 되었습니다. 크게 나누면, 꿈을 꾸는 잠이 있고[이를 렘수면(REM)이라고 함] 꿈을 경험하지 않는 수면이 있습니다(비－렘수면). 사람이 깨어 있다가 잠이 들면 수면의 초반에는 꿈을 꾸지 않는 비－렘수면이 나타납니다. 이 수면은 아주 얕은 단계인 1단계 수면과 조금 더 깊은 잠인 2단계 수면, 그리고 아주 깊은 잠이라서 쉽게 깨우기 힘든 3단계(서파수면, 느린 뇌파가 주로 나타남)가 있습니다.

1단계 수면은 깨어 있다가 잠든 직후라서 이 상태에서는 쉽게 깨울 수 있습니다. 이 수면 상태에서는 주위에서 들리는 소리도 기억할 수 있고 상당수 사람은 잠을 안 잤다고 생각합니다. 동건 씨가 수면검사 시작 후 30분 가까이 주로 1단계 수면과 깨는 상태를 오가면서 있었고 그래서 거의 잠이 들지 않았다고 느끼시는 것입니다. 1단계 수면은 수면상태이기는 하지만 많은 사람이 잠이 들지 않았다고 느끼는 상태입니다. 특히 교대근무를 마치고 낮잠을 잘 때는 이런 수면상태가 나타나기 쉽습니다.

동건: 그래프를 보면 2단계 수면상태에는 꽤 오래 있는 걸로 보이네요. 이건 좋은 건가요?

수면전문의: 정상인이 2단계 수면에 머무는 비율은 50% 가까이 됩니다. 동건 씨의 경우에도 거의 그 상태에 근접합니다만 조금 적은 편입니다. 2단계 수면에 있을 때는 1단계 수면과는 달리 깨어 있다는 느낌이 들지는 않습니다.

동건: 제 그래프를 보면 3단계까지 가는 경우가 정말 조금만 있네요. 교대근무 후 낮에 자기 때문에 이렇게 되나요?

수면전문의: 우선, 성인이 되면 깊은 수면인 3단계 수면의 비율이 줄어듭니다. 그리고 교대근무를 하시고 낮에 주무시는 것 역시 깊은 수면인 3단계 수면이 적게 나타나는 이유 중 하나입니다. 서파수면 중에는 성장호르몬이 분비됩니다. 성장호르몬은 소아·청소년의 성장에만 필요한 것이 아닙니다. 성장호르몬이 분비되면 손상된 세포와 조직이 재생됩니다. 또 서파수면 동안 면역기능도 좋아지고, 신체적인 피로도 풀립니다. 그러므로 성인에서도 서파수면이 충분히 나타나야 합니다. 서파수면이 적은 잠을 자면 그만큼 피로가 풀리기 힘들고 업무 중 졸음도 심해집니다.

동건: 이렇게 보니 제 수면에 문제가 많이 있네요. 어떻게 하면 수

면을 좀 더 좋은 상태로 만들 수 있을까요?

수면전문의: 생활패턴 조절, 수면환경 조절 등 여러 가지 방식으로 수면상태를 개선해 나갈 것입니다. 이번 수면검사 결과를 설명해 드리면서 제가 꼭 말씀드리고 싶은 것은, 동건 씨의 수면에 문제가 있기는 하지만, 아주 심각한 것은 아니라는 점이며, 특히 처음에 잠이 들지 않았다고 느낀 그 시점도 얕은 잠이지만 잠을 자고 있었다는 것입니다.

낮잠은 20분 이내로 짧게

동건: 그런데 낮잠은 밤에 자는 잠과 크게 다른 것인가요?

수면전문의: 낮잠 혹은 짧게 자는 토막잠과 밤에 길게 자는 잠이 근본적으로 다르지는 않습니다. 깨어 있다가 심한 졸음을 느껴서 잠깐 낮잠을 잘 때가 있습니다. 그 경우에는 주로 얕은 잠이 나타납니다. 아까 보여드린 그림에서 보이는 것처럼 1단계 수면과 2단계 수면이 나타납니다. 그러다가 시간이 좀 더 지나면 깊은 잠인 서파수면이 나타납니다. 혹시 동건 씨는 낮잠을 잔 후 아주 상쾌함을 느낄 때도 있고, 어떤 경우에는 낮잠을 자고 난 후에 머리가 무겁고 더 자고 싶고 일을 하기 힘들다고 느끼는 경우가 있지요?

동건: 예, 낮잠을 좀 길게 자고 나면 몸이 더 처지면서 잠을 더 자고 싶어지는 것 같습니다.

수면전문의: 그렇습니다. 의학적인 이유가 있습니다. 그런 점과 연관 지어 좋은 낮잠 혹은 토막잠을 자는 요령을 말씀드리겠습니다. 깨어 있다가 잠이 들면, 얕은 잠이 나타나고 이어서 순차적으로 깊

은 잠이 나타납니다. 대개 잠든 후 처음 5분간은 1단계 수면, 그리고 10여 분 동안은 2단계 수면이 나타납니다. 그러다가 20분이 지나게 되면 깊은 잠인 서파수면이 나타납니다. 그런데 서파수면은 깊은 잠으로 우리 뇌가 이 단계까지 이르게 되면 잠에서 깨기도 어렵고 잠에서 깨더라도 뇌가 완전히 깨어서 정상수준으로 활동하는 상태까지 회복되는 데 오래 걸립니다. 또 계속 잠을 자려고 하는 수면관성도 나타납니다. 그래서 낮잠을 잘 때는 20분 이내로 시간을 제한해서 서파수면까지 진행하지 않도록 하는 것이 중요합니다. 낮잠을 짧게 잔 후 상쾌함을 느끼는 것은 바로 이 때문입니다.

동건: 낮잠을 자는 데도 요령이 있어야겠군요. 잘 알겠습니다.

인지행동치료 2. 숙면을 위한 수면환경 만들기

빛 No! 소음 No!

동건: 지금 생각해 보면 불면증이 처음 시작된 것은 야간 교대근무를 마치고 낮에 잠을 자려고 하는데 쉽게 잠이 오지 않아서 뒤척이다 보니 그렇게 된 것 같습니다. 야간근무를 마치고 집에 오면 오전 9시쯤 되고, 간단히 식사한 후 잠을 자려고 합니다. 그런데 낮이다 보니 잠이 쉽게 오지 않습니다.

수면전문의: 야간근무 후 낮에 잠들기 힘든 이유는 여러 가지가 있습니다. 그중 수면환경이 중요합니다. 수면환경은 조금만 신경 쓰고 노력하면 바뀔 수 있고, 효과도 즉각적으로 나타나기 때문에 먼저 말씀드리겠습니다.

사람이 잠을 자려고 하면 멜라토닌이라는 호르몬이 뇌 속에서 분비됩니다. 이 호르몬은 어두울 때 잘 나옵니다. 낮에는 햇빛이 있기 때문에 멜라토닌 분비가 잘 안 됩니다. 그래서 침실을 캄캄하게 한 상태로 만들어 놓은 상태에서 잠을 청하는 것이 좋습니다.

동건: 저도 빛이 들어오면 잠을 잘 수 없어서 커튼을 치고 잡니다. 그래도 잘 때 어느 정도 빛이 들어오는 것을 막을 수가 없어요.

수면전문의: 그래서 적극적인 노력이 필요합니다. 커튼은 완전히 차광이 되는 두꺼운 것이나, 한쪽 면이 은색으로 코딩된 것이 좋습니다. 그런 커튼을 구하기 힘드시다면 창문에 알루미늄 포일을 붙이시면 됩니다. 그렇게 하면 완전히 빛이 차단됩니다. 그리고 커튼을 두껍고 짙은 색깔로 해서 창문보다 조금 더 크게 만드시면 빛뿐 아

니라 소음도 차단할 수 있습니다.

동건: 말씀대로 소음 때문에도 잠을 못 잡니다. 침실 창문 바로 옆이 찻길입니다. 자동차 소음도 들어오고 아이늘 떠드는 소리도 들립니다. 소음 때문에 잠들기 힘들고 수시로 깨고, 잠이 들어도 깊게 잔다는 느낌이 안 듭니다.

수면전문의: 소음도 잠을 방해하는 중요한 자극입니다. 잠자는 방을 좀 더 조용한 쪽으로 바꾸실 수 있으면 그렇게 하는 것이 좋습니다. 그래도 소음이 조절되지 않으면 귀마개를 하고 주무시는 것도 좋습니다. 귀마개가 처음에는 약간 귀찮고 불편하게 느껴지지만 익숙해지면 소음을 줄이는 데 효과적입니다. 그리고 빛이 완전히 차단되지 않는다고 느껴지실 때에는 눈가리개를 사용하시는 것이 좋습니다.

동건: 스마트폰 애플리케이션 중에 숙면유도 음악이 있던데, 그것도 도움이 됩니까?

수면전문의: 예, 사람에 따라 크게 도움을 받는 경우가 있습니다. 어떤 분들은 잠이 오지 않는 상태에서 아무런 소리도 들리지 않을 때 불안이나 두려움을 느낀다는 분도 있습니다. 이런 경우에는 특별한 멜로디가 없는 소음을 지속해서 들려주는 것이 잠을 유도하는 데 효과적입니다. 이를 '백색소음'이라고 하며 불면증 치료에 보조적으로 사용되기도 합니다.

> **백색소음**
>
> 백색소음은 영문 'White Noise'를 번역한 말이다. 텔레비전을 보다가 신호가 끊기면 '지직'하는 소리와 함께 화면에 희고 검은 무늬가 번갈아가면서 나오는 경우가 있다. 이때 나오는 소리나 화면처럼 아무런 의미 없는 소리가 일정한 리듬 없이 나오는 것을 백색소음이라고 한다. 쉽게 잠들지 못하는 사람 중에는 신경이 예민하여 작은 소리에도 의미를 부여하고 걱정하는 경향이 있다. 그래서 아주 조용해야만 잠을 잘 수 있다고 말한다. 그런데 완전히 조용하게 만들기는 힘들기 때문에, 그 대신 의미 없는 소음을 많이 들려주어 소리 자극에 집중하지 않도록 하려고 백색소음을 사용한다.

베개는 인체공학적으로 만든 것이 좋다

동건: 저는 잠이 쉽게 오지 않으면 목도 불편하고 몸도 여기저기 불편해서 자세를 자주 바꾸게 됩니다. 그래서 더 자주 깨는 것 같습니다. '베개를 바꾸어 볼까, 좀 더 푹신한 매트리스가 좋을까' 하는 생각도 합니다. 침구를 바꾸는 것이 좋을까요?

수면전문의: 제가 진료한 불면증 환자분 중에는 베개를 20개 가지고 계시는 분도 있었습니다. 잠을 자려고 누우면 잠이 오지 않고 머리에 열이 나는 듯한 느낌이 들어서 시원한 느낌이 드는 베개를 샀다는 분도 보았습니다.

편안한 수면자세를 유지하는 데는 베개가 중요합니다. 베개는 머리보다는 목을 받치는 것이라고 보시면 됩니다. 목뼈에는 C자형의 굴곡이 있습니다. 베개가 이 부분을 받쳐주면서 머리가 조금 뒤로 젖혀지는 자세가 목뼈에 긴장을 덜 주어 좋습니다. 요즘은 인체공학적인 측면을 고려하여 만든 다양한 재질의 베개가 있습니다. 이런 조건을 만족하는 베개로 본인에게 편안한 것을 고르시면 됩니다.

동건: 베개도 재질이 다양한 것 같습니다. 어떤 것이 더 좋은가요?

수면전문의: 베개와 침구에 대해서 함께 말씀드리면 좋겠네요. 사람은 자면서 땀을 흘립니다. 베개는 머리에서 흐르는 땀을 흡수해서 잘 증발시켜주는 재질로 된 것이 좋고, 매트리스와 이불 역시 몸에서 나는 땀을 잘 흡수하는 것이 좋습니다. 또 베개나 침구에 집먼지 진드기가 자라면서 알레르기를 유발하기 쉬우므로 이를 막아 주는 기능이 있다면 더 좋겠습니다.

동건: 매트리스는 어떤 것이 좋습니까?

수면전문의: 사람이 자는 동안 몸의 여러 부분이 이불 혹은 매트리스와 닿습니다. 닿고 있는 부분이 지속해서 자극을 받으면, 통증까지는 아니지만 어느 정도 불편을 느끼게 되고 몸을 움직이게 됩니다. 그리고 눌려 있는 신체 조직에 혈액순환이 일어나도록 해 줍니다. 그래서 사람이 잠을 자는 동안 조금씩 자세를 바꾸는 것은 자연스러운 것입니다. 매트리스가 몸무게를 잘 분산시켜 준다면 상대적으로 몸의 어느 부분이 눌리는 것이 덜 할 것이고 그래서 더 편안함을 느끼고 잠을 자는 동안 자세변화도 더 줄일 수 있을 것입니다. 매트리스를 고를 때는 이런 점을 고려하시면 좋습니다.

침실은 항상 쾌적하게 유지해라

동건: 잠을 잘 때 잠옷을 입고 자는데, 잠이 오지 않으면 덥다는 느낌도 듭니다. 침실 온도는 어떻게 하는 것이 좋은가요?

수면전문의: 침실 온도는 18∼20도 내외로 시늘한 게 좋습니다. 사람이 잠이 들면 체온이 0.3도 정도 낮아집니다. 체온이 낮아지면서 깊은 잠이 들게 됩니다. 만약 주위 온도가 높다면 잠들기 힘들고 잠이 들더라도 체온을 낮추기 위해서 혈액순환 속도를 빨리해야 합니다. 어떤 분은 온도가 너무 낮으면 추워서 잠을 못 잘 것으로 걱정하는 분도 있습니다. 잠을 잘 때는 잠옷도 입고, 이불도 덮기 때문에 우리 몸이 느끼는 온도는 실온인 20도보다는 더 따뜻합니다.

침실 온도를 낮게 유지하는 것이 중요한 다른 이유는 습도 조절에 도움이 되기 때문입니다. 침실 습도는 50% 내외가 좋습니다. 온도가 높아지면 습도는 낮아집니다. 습도가 낮으면 호흡기, 특히 코가 건조해지기 쉽고 코가 막히게 되면서 코골이도 심해지고 입을 벌리고 자는 구강호흡을 하게 됩니다. 코막힘과 코골이, 구강호흡은 숙면을 방해합니다. 그러므로 가능한 침실은 서늘하고 습하게 유지하는 것이 좋습니다.

동건: 말씀을 듣고 보니, 잠이 들지 않아서 짜증이 날 때는 너무 더웠다는 느낌이 듭니다. 말씀대로 침실 온도와 습도를 가능한 조절해 보겠습니다.

수면전문의: 가정에 온도와 습도를 함께 표시하는 온습도계를 마련해 두시면 좋습니다.

인지행동치료 3. 출퇴근 시간, 자고 난 후 출근준비법

선글라스 끼고 퇴근?!

수면전문의: 오늘은 야간 교대근무를 마친 후 하루를 어떻게 보내면 좋을지를 이야기해 보겠습니다. 일과를 따라가 보면서 이야기를 해 보겠습니다. 야간근무를 마치고 퇴근하실 때는 어떻습니까?

동건: 오전 6시에 야간근무가 끝납니다. 그러면 바로 집으로 옵니다. 자가용이 있어서 직접 운전을 하고 오는데, 가끔 심한 졸음 때문에 운전하는 데 애를 먹기도 합니다.

수면전문의: 야간업무를 마치고 귀가하실 때는 업무로 인한 피로가 누적되어 있고, 또 야간근무를 하면서 잠을 자지 못한 상태이므로 심한 졸음을 느낄 수 있습니다. 실제로 교대근무자에서 퇴근길 교통사고 발생률이 일반인보다 더 높다는 조사도 있습니다. 그래서 가능한 출퇴근 거리는 짧을수록 좋고, 자가운전보다는 버스 등 대중교통수단을 이용하는 것이 사고 위험을 줄일 수 있습니다. 또 하나 중요한 것은 퇴근길에 짙은 선글라스를 착용하는 것입니다.

동건: 퇴근하면서 아침에 선글라스를 착용하라고요? 남들이 보기에 좀 이상할 것 같습니다.

수면전문의: 예, 외관상으로는 좀 이상해 보일 수 있지만, 퇴근 후 숙면을 위해서는 꼭 필요합니다. 사람이 잠드는 데 멜라토닌이라는 호르몬이 필요합니다. 이 호르몬은 정상적으로 우리 뇌에서 분비되는 데 밝은 빛에 노출되면 그 분비량이 급격히 줄어듭니다. 그런데 아침에 퇴근하면서 밝은 빛에 노출되면 멜라토닌 분비가 급격히 줄

어둡니다. 그래서 집에 와서 자려고 누워도 쉽게 잠이 오지 않습니다. 선글라스는 짙은 색깔로 해야만 빛을 차단해서 이후 멜라토닌 분비를 유지하는 데 효과가 있습니다.

탄수화물을 많이 섭취해라

동건: 야간근무를 마치고 귀가하면 상당히 배가 고픕니다. 그래서 식사를 하고 잠을 자게 되는데, 허기가 져서 식사를 하기는 하지만 소화가 잘 안 되어서 힘듭니다.

수면전문의: 교대근무를 하는 분들이 흔히 호소하는 증상 중 하나가 소화장애입니다. 소화가 잘 안 되는 증상도 있고, 식사하고 바로 자리에 눕기 때문에 위 속의 내용물이 역류해서 식도에 염증이 생기는 위−식도역류도 흔합니다. 그래서 야간근무 후에 식사하실 때는 이런 점을 고려하여, 탄수화물이 많이 함유된 음식을 섭취하는 것이 좋습니다.

동건: 특히 탄수화물이 좋은 이유는 무엇인가요?

수면전문의: 탄수화물이 수면을 유도하는 데 효과가 좋습니다. 또 지방이 함유된 음식의 경우 소화하는 데 시간이 오래 걸리고 소화가 잘 안 될 수 있습니다. 그래서 탄수화물과 단백질 위주의 식사를 하시고 식사량은 너무 많지 않도록 하는 것이 위−식도역류를 피할 수 있습니다. 또, 잠들기 1시간 전에는 식사를 마쳐서 소화될 시간을 주는 것이 좋습니다. 섬유소가 많은 음식을 먹으면 깊은 수면이 늘어나고 피로가 더 잘 풀립니다.

멜라토닌*, 교대근무에 도움이 되는 영양제

동건: 아까 멜라토닌 이야기를 하셨는데, 멜라토닌을 복용하는 것은 어떤가요?

수면전문의: 멜라토닌은 교대근무나 시차로 인한 불면증에 도움이 된다고 알려져 있습니다. 그런데 국내에서는 정식으로 멜라토닌이 판매되지 않습니다. 외국에서 사서 드시는 경우가 있는데, 대개 3mg 이상을 드셔야 효과가 있고 10mg을 드시는 경우도 있습니다. 멜라토닌은 수면유도 효과 외에 항산화 효과가 있어서 외국에서는 건강보조식품으로 사용됩니다. 멜라토닌은 약이 아니고 식품이므로 품질관리가 잘 안 될 수 있으므로 믿을 수 있는 회사 제품을 구해서 드시는 것이 좋습니다.

최근에는 멜라토닌 성분이 전문의약품으로 나왔습니다. 의사 처방을 받아야 합니다. 식약청의 허가를 받은 의약품이기 때문에 약품의 성분관리도 잘 됩니다. 불면증이 있는 경우에 처방받을 수 있습니다. 임상 연구를 통해서 효과가 입증된 것이므로, 건강보조식품으로 판매되는 멜라토닌보다 안전하고 효과적입니다.

술은 최악의 수면제

동건: 교대근무를 시작하고 나서, 낮에 잠이 오지 않을 때 술을 마시고 잠을 잔 적이 있습니다. 실제로 술을 마시면 잠이 좀 오는 것 같기도 합니다.

---

* 국내에서 시판되는 멜라토닌 약품으로는 '서카딘®'이 있다.

수면전문의: 술은 기호품이고 다른 사람들과 어울려서 마실 수도 있습니다. 불면증이 있는 분 중에서 잠을 유도하기 위해 술을 마시는 경우가 드물지 않게 있습니다. 교대근무로 인해서 낮에 잠이 잘 오지 않을 때, 불면증 환자와 같은 이유로 술을 마시는 분들도 있습니다. 술을 마시면 잠이 오는 경우가 분명히 있습니다. 술, 즉 알코올은 우리 뇌를 억제하는 기능을 합니다. 특히, 업무 중에 높아진 정신적인 긴장을 낮추는 효과가 있습니다. 술을 마시면 마음이 조금 느슨해지고 편안해지는 것이 바로 이 때문입니다. 이렇게 알코올이 긴장된 뇌를 이완시켜 주기 때문에 잠들기도 쉽습니다. 과음하게 되면 뇌 억제 효과가 더 심해져서 의식을 잃고 자는 사람도 생깁니다. 그런데 알코올 섭취 후 잠자는 것은 몇 가지 문제를 일으킵니다. 알코올을 섭취하고 자면 수면구조상 1, 2단계에 머뭅니다. 깊은 잠이 거의 나타나지 않습니다. 잠을 자도 피로가 풀리지 않습니다. 또 술을 마시고 자면 대부분의 사람에서 코골이가 나타나고 수면 중 호흡곤란이 생깁니다. 그래서 깊은 잠을 못 자고 자다가 깨게 됩니다.

동건: 제 경험으로도 술을 마시고 자면 자다가 자주 깨고 입이 마른 것 같습니다. 코골이도 심하다고 들었습니다. 아침에 일어나면 머리가 아프고 더 피로한 것 같았습니다.

수면전문의: 예, 동건 씨의 수면무호흡증 때문에 술을 마시고 주무시면 더 힘드셨을 것 같습니다. 알코올 섭취 후에 자다가 깨게 되는 또 다른 이유는 자는 동안 알코올이 간에서 분해되면서 그 농도가 줄어들고, 뇌를 억제해서 잠을 자게 하는 기능이 줄어들기 때문입니다. 그러니까 술을 마시고 자면 잠을 얕게 자고 수면질환도 심해지고 잠을 길게 못 자게 됩니다. 더 나쁜 것은 알코올이 간 기능을

떨어뜨리고 심장 근육에 악영향을 줍니다. 뇌세포를 파괴해 기억력 또한 떨어뜨립니다. 그리고 술에서 깬 후에는 기분이 우울해집니다. 술은 주변에서 쉽게 구할 수 있고, 약을 먹는 것보다는 음주가 자연스럽게 보일지 모르지만, 술은 수면제보다 우리 몸과 정신에 더 해롭습니다. 저는 술을 드시고 잠을 청하는 분들께 술 대신 차라리 수면제를 처방받아서 드시라고 합니다.

수면제, 복용해도 될까요?

동건: 잠이 오지 않는 날이 계속될 때는 이렇게 잠을 못 자고 출근해서 일하다가 사고가 나면 어쩌나 하는 생각도 들고, 그래서 수면제나 수면유도제를 먹고라도 자야겠다는 생각이 듭니다. 저한테 수면제를 처방해 주실 수 있나요?

수면전문의: 먼저 수면제와 수면유도제를 구분해서 설명해 드리겠습니다. 수면유도제는 약국에서 의사 처방 없이 드실 수 있는 약을 말합니다. 수면유도제는 감기약에 포함되는 항히스타민 성분의 약입니다. 콧물, 재채기 증상을 조절하기 위해서 들어가는 약입니다. 그런데 이 약물의 부작용 중 하나가 졸음입니다. 그러니까 수면유도제라고 하는 것은 항히스타민의 졸음유도 작용을 이용하는 것입니다. 그런데 항히스타민제의 졸음유도 효과가 오래가면 일어날 시간에도 잠에서 깨지 않는 문제가 있고, 이 약 역시 내성이 생겨서 조금만 지나도 효과가 떨어집니다. 항히스타민제 부작용으로 정신착란, 변비, 소변보기 힘듦, 어지럼증, 기억력 장애 등의 부작용이 나타날 수 있습니다.

한편, 수면제는 의사 처방을 통해서 드실 수 있는 약입니다. 수면제가 수면유도제보다 반드시 '더 독한' 것은 아니고 필요에 따라 적당한 용량을 적절하게 사용하면 효과적입니다. 특히 교대근무로 인한 불면증이 심하고 지속적인 경우에는 수면제를 처방받아서 가끔 필요할 때만 드실 수 있습니다. 교대근무 외에도 심한 심리적인 스트레스가 있을 때는 일시적으로 잠들기 힘들어 수면제가 필요할 수 있습니다. 그럴 경우에는 의사 진료 후에 처방받아서 드실 수 있습니다. 수면제는 잠들기 30분 전에 드시면 되고, 약을 먹은 후에는 언제라도 졸음이 심해질 수 있기 때문에 운전이나 기계 조작 등은 삼가셔야 하고 잠들 준비를 하고 있어야 합니다.

동건: 수면제를 복용하고 싶어도 중독성, 의존성 때문에 걱정이 돼서 안 드시는 분도 있습니다. 저도 그런 점이 걱정됩니다.

수면전문의: 그렇습니다. 그래서 수면제는 의학적으로 필요할 때 의사 처방에 따라 사용해야 합니다. 최근에 출시된 수면제는 중독성이나 의존성이 비교적 낮습니다. 중독성은 많은 양을 한 번에 드셔서 몸에 이상이 생긴 상태이고, 의존성은 수면제를 매일 드시다 보니 수면제가 없으면 잠을 못 자는 상태가 되고 습관적으로 수면제를 찾는 상태입니다. 의존성이 더 흔한 문제입니다. 의존성에 빠지지 않기 위해서는 수면제를 복용하는 것 외에 수면상태를 개선하고 스스로 잠을 잘 수 있도록 생활 속에서 노력해야 합니다.

꾸준한 운동, 숙면에 도움

동건: 스스로 잠을 잘 자기 위해서는 어떤 노력이 필요할까요?

수면전문의: 규칙적인 운동이 잠을 잘 자는 데 큰 도움이 됩니다.

동건: 교대근무를 하는 경우에는 시간을 내기도 어렵고 피로해서 운동을 하지 않게 됩니다.

수면전문의: 바로 그런 이유로 운동을 더 강조합니다. 교대근무를 마치고 귀가한 직후에는 운동하기 힘듭니다. 그래서 낮에 6시간 이상 수면을 취한 후 출근하기 전에 시간을 내어 1시간 내외로 유산소 운동을 하는 것이 좋습니다. 낮 동안 수면을 마친 후부터는 우리 몸을 깨워야 합니다. 그래야 이후 출근해서도 활기차게 일할 수 있습니다. 야간근무 후 잠을 자고 일어난 시간은 주간근무를 하는 사람에게는 아침에 해당하는 것이죠. 이때 아침 운동을 한다고 생각하시면 되겠습니다.

활동시간대가 맞지 않아 사회적 단절 발생

동건: 교대근무를 하다 보면 다른 사람들과 일정이 맞지 않아서 사회생활에 어려움이 생깁니다. 특히 가족들과도 활동시간대가 맞지 않아서 함께 보내는 시간이 줄어듭니다.

수면전문의: 중요한 점을 말씀하셨습니다. 교대근무의 문제 중 하나가 가족이나 주변 사람들과 접촉하는 시간이 줄어들면서 사회적인 단절이 생기는 것입니다. 이것이 심해지면 정서적으로 우울하고 불안해지며, 심하면 우울증으로 발전하기도 합니다. 가정불화의 원인이 되기도 합니다. 그래서 다른 어떤 것보다 가족과 함께 보내는 시간에 우선순위를 두고 시간 계획을 세워야 합니다. 관심을 가지고 노력해야만 지켜질 수 있습니다.

인지행동치료 4. 작업 중 졸지 않는 최상의 상태유지법

새벽 2~4시, 심한 졸음이 찾아오는 마의 시간

동건: 제가 수면클리닉에 오게 된 이유 중 하나가 업무 중에 심한 졸음과 피로감을 느끼는 것이었습니다. 지난번에 받았던 수면검사에서 수면 중에 숨을 쉬지 않는 '수면무호흡증'이 있다고 들었고 치료 받을 생각입니다. 또 제가 야간근무를 마친 후 낮에 잠을 자기 때문에, 깊게 자지 못하고 수면부족으로 졸릴 수도 있다고 생각합니다. 낮에 잠을 깊게 자면 업무 중 졸음도 없어질까요?

수면전문의: 지금까지 말씀드렸던 것을 잘 기억하고 계시네요. 말씀대로 교대근무 후 잠을 충분히 못 자는 것, 수면질환이 동반되어 있어 잠의 질이 떨어지는 것 등이 업무 중 졸음의 원인입니다. 그리고 야간근무 자체가 업무 중 졸음을 유발합니다.

의학적인 설명을 덧붙이겠습니다. 사람이 심한 졸음을 느끼고 잠들게 되는 원리는 크게 두 가지입니다. 하나는 깨어 있는 시간이 길어질수록 신체적 정신적인 피로가 쌓이면서 잠을 자고자 하는 욕구, 즉 졸음이 심해지는 것입니다. 또 하나는 하루 24시간 중 특정 시간에 졸음 정도가 심해지는데, 이것은 우리 몸에 내재하여 있는 수면－각성리듬, 즉 '일주기리듬' 때문입니다. 이 리듬에 따라 오후 2~4시, 새벽 2~4시경에 졸음이 심해집니다. 밤 10시에 출근해서 일을 시작하고 새벽 2~4시가 되면 그동안 신체와 두뇌 활동으로 인해서 쌓인 피로와 이 시간에 일주기리듬상 생기는 졸음이 겹치면서 사람이 겪는 피로와 졸음이 매우 심해집니다. 그래서 교대근무 중 졸음으로 인한 사고가 빈번하게 발생하는 시간이 새벽 3~4시경입니다.

동건: 저도 그런 것 같습니다. 낮에 잠을 잘 자고 출근하더라도 일을 하다 보면 새벽 3시 무렵에 참을 수 없게 졸리는 것 같습니다. 그때는 잠들지 않고 버티기가 정말 힘듭니다.

수면전문의: 사회적으로 교대근무와 관련된 수면장애의 중요성이 부각된 것이 이 시간대에 일어난 여러 가지 대형사고 때문입니다. 구소련 체르노빌 원전 사고, 유조선 엑손 발데스호 기름 유출 사고, 우주 왕복선 챌린저호 폭발사고 등이 있습니다. 이 사건들로 막대한 인명과 재산 손실, 그리고 자연환경의 훼손이 있었습니다. 이 사고들을 조사해보니, 교대근무와 수면부족으로 심한 졸음 상태에 있던 인간의 통제 실수가 원인이며, 그 시각은 바로 새벽 3~4시경으로 인간의 주의집중력이 최하가 되는 때였다는 것입니다.

실제 우리 주변의 직장에서도 주의집중력 부족으로 작은 실수들이 수없이 일어나고 있으나 잘 모르고 넘어가면서 문제를 키우고 있을 수 있습니다. 야간근무 중 졸음을 잘 조절하는 것은 근무자의 안전을 위해서도 절대적으로 중요합니다.

카페인 적절하게 이용하자

동건: 저는 졸리면 커피를 마십니다. 한두 잔으로 안 되고 일하다 보면 너덧 잔을 마시는 경우도 있습니다. 그런데 이마저도 효과가 떨어지는 것 같아서 고농축 카페인 음료를 마셔볼까 하는 생각도 하고 있습니다. 이렇게 해도 괜찮을까요?

수면전문의: 카페인 음료는 그 원리상 일정 부분 각성도를 향상시

키는 데는 도움이 되나, 과량을 복용하면 부작용이 생깁니다. 속 쓰림, 위염, 지나친 정신적 흥분, 손 떨림 등이 잘 나타나고 많이 섭취하게 되면 카페인이 몸속에 오랫동안 남아 있어서 잠을 자고자 할 때 잠을 잘 수가 없습니다.

동건: 예, 제가 야간근무 중에 커피를 여러 잔 마시고 나서 일을 마치고 집에 와서 자려고 하면 잠이 더 안 오는 것 같고, 잠을 자도 피로가 풀리지 않더군요. 그런데 요즘은 커피를 마셔도 졸리는 것 같아요.

수면전문의: 카페인의 특성 중 하나가 내성이 잘 생긴다는 것입니다. 우리 몸이 카페인에 반복적으로 노출되면서 적응이 되어서 카페인의 효과가 잘 나타나지 않는 것입니다. 카페인을 매일, 그리고 한 번에 많은 용량을 섭취할 경우 내성이 더 잘 생기게 됩니다. 효과가 떨어진다는 생각이 들면 더 많은 양을 섭취하게 되거나, 아까 말씀하신 것처럼 고농축 카페인 음료를 찾는 경우도 생깁니다. 그런데 카페인의 양을 늘리면 속 쓰림, 가슴 두근거림, 감정 불안정, 손 떨림 등 부작용이 더 심해집니다.

동건: 그러면 카페인을 어떻게 섭취하는 것이 좋습니까?

수면전문의: 카페인의 용량을 늘린다고 해서 졸음 개선 효과가 반드시 비례해서 나타나는 것은 아닙니다. 야간근무를 시작하실 때 커피 한 잔 정도 마시는 것이 가장 좋습니다. 카페인의 반감기가 4시간 내외이므로, 8시간 근무를 한다면 근무를 마칠 무렵에는 체내 카페인 농도가 상당히 줄어들어 있을 겁니다. 그리고 이후 잠을 자려고 할 때, 큰 방해가 되지 않을 겁니다. 혹은 업무를 시작할 때 커피를 반 잔 정도 마시고 하다가 특히 졸음이 심해지는 오전 2~4시 사이에 반 잔 정도를 추가로 마시는 것도 좋습니다. 이렇게 하면 특히 졸음에 취약해지는 시간에 효과적으로 대처할 수 있습니다. 혹시 업무 중에 20분 이내로 토막

잠을 잘 수 있다면, 잠자기 전에 커피를 마시는 것도 효과적입니다.

동건: 그러지 않아도 업무 중간에 잠깐 잠을 자는 것이 어떨지에 대해서 여쭈어 보려고 했습니다. 저희 직장에는 숙직실이 있고, 졸음이 심하거나 한가할 때는 잠깐 가서 눈을 붙일 수 있습니다. 그 전에 커피를 마시라는 말씀이죠.

수면전문의: 우선, 업무 중에 짧게 토막잠을 잘 수 있는 시설이나 업무 여건이 된다는 것은 참 좋은 일입니다. 외국에서는 이런 시설을 갖추는 작업장이 늘어난다고 합니다. 업무의 종류나 환경에 따라 다르겠지만, 토막잠을 잘 수 있는 여건이 된다면 적극적으로 활용하는 것이 좋습니다. 토막잠의 길이는 낮잠과 마찬가지로 20분 내외가 좋습니다. 그보다 길어지면 깨기 힘들고, 깨고 난 후에도 뇌 기능이 정상화되기까지 시간이 오래 걸립니다. 토막잠을 자기 전에 커피를 마시고 잠에 드는 것을 '카페인 토막잠(caffeine nap)'이라고 합니다. 카페인은 섭취 20분 후 효과가 나타나기 때문에 20분쯤 자고 잠에서 깰 때 카페인의 효과가 본격적으로 나타나면서 상쾌하게 깰 수 있습니다. 또 토막잠을 자고 난 직후에는 잠을 완전히 깨기 위해서 조명이 밝은 곳에 5분 정도 머무는 것이 좋습니다.

밝은 빛, 졸음을 쫓고 각성도를 높이는 데 도움된다

동건: 잠을 자기 위해서는 주변을 어둡게 해야 하는 것처럼, 잠을 깨기 위해서는 반대로 조명을 밝게 해야 한다는 말씀이시군요.

수면전문의: 야간근무 중 졸음이 오는 원리 중 하나가 생리적으로 특정 시간에 졸리는 '일주기 리듬'이라고 말씀드렸는데, 일주기리듬

중 대표적인 것이 혈중 멜라토닌 농도입니다. 밤 10시가 지나면 졸음을 느끼는 것은 우리 뇌에서 멜라토닌이 분비되기 시작하고, 이 성분이 졸음을 유도하기 때문이죠. 그리고 멜라토닌 분비가 최고조가 되는 시간이 새벽 2~4시 무렵이라고 보시면 됩니다. 그래서 이때 가장 졸립니다. 그런데 사람이 밝은 빛에 노출되고 그 빛이 시신경을 통해서 뇌에 전달되면 멜라토닌 분비량이 급격히 떨어지고 졸음도 줄어듭니다. 여러 가지 실험을 통해서 빛에 노출될 때 멜라토닌 분비량이 감소되는 것이 확인되었고, 이때 각성도와 집중력이 향상된다는 것도 입증되었습니다. 그래서 야간근무 중 졸음으로 인한 사고를 줄이기 위해서도 작업장의 조명을 밝게 하는 것이 좋습니다. 업무 특성상 주변을 밝게 하기 힘든 경우에는 업무 중간중간 밝은 곳으로 나가서 밝은 빛에 노출시켜 주는 것이 졸음을 쫓는 데 크게 도움이 됩니다.

근무 중 졸지 않는 방법

1. 밝은 빛을 쬐자. 밝은 빛은 수면유도 호르몬인 멜라토닌이 분비되는 것을 억제한다.
2. 중간중간 토막잠을 자자. 일하다가 많이 피로하고 졸릴 때, 20분 내외로 짧게 자면 기운을 차릴 수 있다.
3. 집에서 충분한 잠을 자고 출근하도록 하자. 근무하러 가기 전에 충분히 잠을 자면 졸리지 않는다. 잠도 저축이 된다.
4. 몸을 깨워주는 좋은 음식을 많이 먹자. 현미밥, 단백질, 채소를 충분히 섭취한다. 기름진 음식은 소화하기도 힘들고 몸을 느리게 만들므로 피해야 한다. 식사는 조금씩 자주 하는 것이 좋다.
5. 규칙적으로 운동하자. 체력이 좋으면 쉽게 지치지 않는다. 운동한 날은 잠도 잘 온다.
6. 각성제를 처방받을 수 있다. 심한 졸음으로 업무가 힘들다면 의사 처방으로 각성제를 복용할 수 있다.

동건: 저는 야간근무를 하다가 졸음이 오면 자리에서 일어나 스트레칭을 하거나 조금 걷기도 합니다. 그러면 잠이 깨는 것 같더라고요.

수면전문의: 좋은 말씀입니다. 그 반대의 예가 운전 중 졸음입니다. 운전할 때는 특성상 몸을 거의 움직이지 않고 정면만을 응시하는 경우가 많습니다. 이런 단조로운 반복 작업이 뇌와 신체에 대한 자극을 줄이고 잠이 오게 합니다. 졸음이 올 때 스트레칭이나 걷기로 신체 근육을 자극해주면 그와 연결된 뇌도 함께 자극되어, 뇌를 깨우는 데 도움이 됩니다.

교대근무 중 심한 졸음, 각성제 처방받을 수 있다

동건: 졸음이 심할 때는 잠을 깨우는 약, 즉 각성제를 먹어볼까 하는 생각도 듭니다. 각성제가 도움이 될까요?

수면전문의: 교대근무로 인한 졸음에 대해서 안전하고 효과가 입증된 각성제를 처방할 수 있습니다. 수면의학 교과서에도 교대근무로 인한 졸음에 처방할 수 있는 각성제에 대한 연구결과가 실려 있습니다. 약을 먹어서 졸음을 조절한다는 것에 대해서 거부감을 가지는 분들도 있을 수 있습니다. 그러나 심한 졸음으로 인해서 안전사고의 위험이 커진다면 약물의 도움을 받는 것이 궁극적으로는 교대근무자의 건강에 더 이로울 수 있습니다.

졸음 정도를 객관적으로 측정·진단하는 법

근무 중에 심한 졸음을 느끼는 사람이 있을 때, 졸음 정도를 측정해야 할 때가 있다. 쉽고 간단하게 해보는 방법의 하나가 졸음 정도를 측정하는 엡워스 졸음증 척도다. 지금 당장 해 보도록 하자.

다음 상황에서 얼마나 쉽게 졸거나 잠이 들까요? 그냥 피곤하다고 느끼는 것이 아니라 졸거나 잠드는 것을 대답해 주세요. 최근의 일상생활을 기준으로 합니다. 다음과 같은 상황이 없었더라도, 주어진 상황에 처하면 어떻게 될지 생각해서 대답하여 주십시오. 각각의 상황에서 가장 적당한 정도를 보기에서 골라 해당 번호에 표시해 주십시오.

> (보기) 0 = 전혀 졸지 않는다
>   1 = 졸게 될 우려가 약간 있다
>   2 = 졸게 될 우려가 중간 정도 있다
>   3 = 졸게 될 우려가 매우 크다

앉아서 책을 읽을 때	0	1	2	3
TV를 시청할 때	0	1	2	3
공공장소(극장, 회의실 등)에서 가만히 앉아 있을 때	0	1	2	3
승객으로서 쉬지 않고 한 시간 동안 차를 타고 갈 때	0	1	2	3
오후 시간에 짬이 나서 휴식을 취하려고 누울 때	0	1	2	3
앉아서 누군가와 대화를 나누는 경우	0	1	2	3
술 없이 점심을 먹고 조용히 앉아있는 경우	0	1	2	3
차 안에서 운전 중 차가 막혀서 몇 분간 멈추어 서 있을 때	0	1	2	3

총점: (   )

총점이 10점 이상이면, 심한 졸음이 있다고 할 수 있습니다. 그런데 엡워스 졸음증 척도는 상당히 주관적입니다. 표시하기 나름입니다. 그래서 심한 졸음이 있는 사람도 별로 안 졸리는 것으로 표시할

수도 있고 그 반대 경우도 있을 수 있습니다. 사람이 자신의 졸음 정도를 객관적으로 평가하기 쉽지 않기 때문입니다.

객관적으로 졸음 정도를 측정하는 방법의 하나로 주간입면시간반복검사(MSLT; Multiple Sleep Latency Test)라고 하는 것이 있습니다. 아침부터 2시간 간격으로 30분 정도 어두운 방에 누워서 잠을 자도록 권합니다. 수면상태를 객관적으로 평가할 수 있는 뇌파, 근전도, 눈동자 움직임 등을 측정합니다. 이 자료를 바탕으로 의학적으로 얼마나 빨리 잠들고 수면 상태는 어떤지 등을 측정합니다. 빨리 잠에 들수록 졸리는 것으로 판단합니다.

이 검사는 낮 동안 심하게 졸리는 것이 특징인 기면증, 과다수면증을 진단하기 위해서 사용됩니다. 야간 교대근무를 하는 중에 심한 졸음을 지속해서 느낀다면 이 검사를 통해 졸음의 정도가 병이라고 할 수 있는 수준인지 측정해보고, 병으로 판단된다면 그에 맞는 약물치료를 받아볼 수 있습니다.

식사는 조금씩! 자주!

동건: 혹시, 건강식품이나 음식 중에 교대근무에 도움이 되는 것은 없을까요?

수면전문의: 졸음이 심한 질환인 기면증 환자분들을 진료하다 보면 건강보조식품이나 보약 등을 찾으시는 것을 자주 보게 됩니다. 몸이 허약해서 졸음이 심하다고 생각해서 '몸에 좋은 것'을 드시고자 하는 것 같습니다. 교대근무 하시는 분들께 음식 섭취와 관련해서 몇 가지 조언을 드리겠습니다. 먼저 채소와 과일을 많이 드시는

것이 좋습니다. 교대근무자들의 경우 소화기능이 떨어져 있고 소화장애가 생기기 쉽습니다. 그러므로 섬유질이 풍부한 음식이 변비를 예방하는 데 좋습니다. 비타민, 무기질 등을 충분히 섭취하는 것이 피로회복을 돕고 면역기능도 늘려줍니다. 동건 씨는 야간 교대근무를 할 경우 하루에 몇 번 식사하세요?

동건: 저는 교대근무를 마치고 식사를 한 후 잠자리에 듭니다. 그리고 일어나서 식사한 후에 출근하고 근무 중에 야식을 먹기도 합니다. 결국, 세 끼를 먹는 셈이네요.

수면전문의: 세 끼 식사 중에 언제 드시는 것이 가장 양이 많습니까?

동건: 근무 마치고 귀가해서 시장기를 많이 느낍니다. 그때 많이 먹고 자는 것 같습니다. 그런데 그렇게 먹고 자니까 소화가 안 되는 것 같고 속도 불편한 것 같습니다.

수면전문의: 예, 그렇습니다. 야간근무가 끝나는 시간은 아침이고 이 시간에는 소화기능이 떨어집니다. 그래서 가능하면 시장기를 면할 정도로 가볍게 탄수화물, 단백질 위주로 식사하는 것이 좋습니다. 그리고 잠에서 깬 후에 식사할 때는 충분한 식사를 하는 것이 좋습니다. 그리고 많은 분이 야식을 드시는데 이때 생각보다 많이 드시는 경우가 있습니다. 업무로 인해서 피로감 때문에 허기를 느끼게 되기도 합니다. 또 졸음이나 피로감이 심할 때는 포만감을 잘 못 느끼기도 합니다. 그런데 이 시간에 많이 드시는 것 역시 위와 장에 부담을 줄 수 있습니다. 그래서 업무 중에 허기를 느끼실때는 가볍게 자주 드시는 것이 좋습니다. 그렇게 하면 배가 고파서 에너지가 떨어지고 업무집중도가 떨어지는 것을 막을 수 있고 위장관의 부담을 덜 수 있습니다.

운동은 숙면을 위한 보약

동건: 저는 속이 불편할 때는 운동을 합니다. 그러고 나면 조금 좋아지는 것 같습니다.

수면전문의: 좋은 습관입니다. 운동이 좋다는 것은 누구나 다 알고 있습니다. 운동하는 것은 교대근무 중 피로와 졸음을 줄이는 데도 도움이 됩니다. 평소 운동을 하게 되면 체력이 좋아집니다. 그래서 장시간 근무에도 쉽게 지치지 않습니다. 운동하면 우리 몸의 대사활동이 좋아집니다. 업무 중에 깨어 있도록 해주는 각성물질의 분비도 좋아집니다. 그리고 운동이 수면을 깊게 합니다.

동건: 예, 그런 것 같습니다. 제가 생각해 봐도 운동을 많이 할 때 잠을 더 잘 자고 피로도 덜했던 것 같습니다.

잠, 저축할 수 없다? 있다!

수면전문의: 그리고 잠도 저축이 됩니다. 야간근무로 인한 피로감과 졸음이 걱정될 때, 미리 충분히 잠을 자 두면 근무 중 졸음이 덜해집니다. 대개 바쁘게 일하고 또 교대근무를 하는 분들은 만성적인 수면부족상태에 있습니다. 교대근무를 하시는 분들이 평균 6시간 정도를 주무신다고 하면, 이는 권장 수면시간인 7∼8시간에 비해서는 모자랍니다. 매일 1∼2시간의 수면 빚이 생기고 있는 셈입니다. 그래서 근무 중에 점점 더 심한 졸음을 겪게 됩니다. 그래서 특히 근무 중 졸음으로 힘들고 걱정이 될 때는 평소보다 1∼2시간을 더 자 두는 것입니다. 그러면 만성적인 수면부족이 어느 정도 해소되므로 교

대근무 중 졸음을 덜 느낄 수 있습니다.

동건: 교대근무를 할 때는, 잠을 적게 자고 있다는 생각을 늘 하면서, 기회가 될 때마다 잠을 보충해서 수면부족에 빠지지 않도록 주의해야겠습니다.

수면전문의: 예, 교대근무를 하시는 분들은 특히 잠에 대해서 더 신경을 쓰시는 것이 건강을 지키시는 데 큰 도움이 됩니다.

인지행동치료 5. 정신건강 유지와 가족관계유지법

잠자는 것이 우선이다

동건: 교대근무를 몇 년간 해 오면서 정신적으로 예민해지고 쉽게 짜증을 내는 일이 많아진 것 같습니다. 가끔 우울해지는 것 같기도 합니다. 잠을 못 자서 이런 증상이 생기는 것인가요?

수면전문의: 교대근무를 하시는 분들이 겪는 어려움 중 하나가 정신적인 스트레스, 가족들과 함께 보내는 시간이 적어서 관계가 멀어지는 것, 고립감 등입니다. 수면부족으로 인한 피로 누적도 중요한 역할을 합니다. 한편, 일하는 시간과 쉬는 시간이 가족이나 친구들과 달라서 함께 시간을 보내기 힘들기 때문이기도 합니다. 잠을 충분히 못 자면 예민해지고 쉽게 지칩니다. 그러다 보니 가족들과 함께 시간을 보낼 때에도 작은 갈등에 과민하게 반응하게 됩니다.

동건: 저는 교대근무 때문에 가족과 함께 보내는 시간이 적어서, 야간 교대근무를 마치고 쉬는 날에는 가능하면 잠을 적게 자고 가족과 시간을 보내려고 합니다. 그런데 막상 그렇게 하려니 상당히 힘이 들었습니다.

수면전문의: 교대근무를 하시는 분 중에서 많은 분이 야간근무를 마친 휴일 오전에 잠을 자지 않고 다른 활동을 하려고 합니다. 낮 동안 활동하고 보통 때처럼 밤에 잠을 자는 것이 좋겠다고 생각합니다. 어떤 면에서는 의미가 있지만, 막상 해 보면 쉽지 않습니다. 장시간 야간근무를 하고 나서는 정신적·신체적으로 지친 상태입니다. 이런 상태에서는 조급하고 과민해지고 불안해지기도 합니다. 그리고

쉽게 자제력을 잃고 주위 사람들과 다투게 됩니다. 그래서 야간 교대근무 후 휴일 오전에는 적어도 4시간 정도는 수면을 취한 후에 활동하시는 것이 좋습니다.

스트레스, 조절할 수 있다

동건: 다른 무엇보다 잠에 우선순위를 두어야겠습니다.

수면전문의: 예, 수면부족과 무관하게 생활하다 보면 다양한 심리적 스트레스를 겪게 됩니다. 모든 스트레스가 잠 때문은 아니겠죠. 평소에 스트레스를 줄일 수 있는 생활습관을 가지는 것이 중요합니다. 첫 번째는 규칙적으로 운동하는 것입니다. 운동하면 잠을 깊게 자서 좋기도 하지만, 운동 자체가 스트레스를 줄여주는 역할을 합니다. 두 번째, 이완하는 방법을 적극적으로 배우시는 것이 좋습니다. 세 번째, 카페인이 들어 있는 자극적인 음료를 피하고 채소, 과일 등 건강한 음식을 섭취하는 것이 좋습니다. 그리고 가족이나 주변 사람들과 적극적으로 소통하는 것이 중요합니다.

가족 또는 주위 사람들과의 접촉 기회를 적극적으로 만들어라

동건: 대화를 많이 하라는 말씀이신가요?

수면전문의: 예, 대화가 중요합니다. 특히 교대근무를 하는 경우에는 본인이 처한 특수성, 즉 교대근무를 하는 사람의 경우 충분한 수면을 취하는 것이 매우 중요함을 적극적으로 알려야 합니다. 그래서 가족들이 낮 동안 최대한 소음을 줄여 잠을 방해하지 않도록 하고,

또 잠을 자야 하는 낮에 무리해서 외출하거나 다른 활동을 계획하지 않도록 해야 합니다. 그리고 교대근무를 하는 일정 중에도 수면을 취하고 정신적·신체적으로 회복되어 있을 때 함께 시간을 보내면 모두가 더 즐거울 수 있다는 것을 알려야 합니다.

동건: 교대근무를 시작하고 나서 가족뿐 아니라 친구들과도 멀어지는 것 같습니다. 전에는 제 일정을 고려해서 만나는 약속을 잡기도 했는데, 매번 그렇게 하기 힘들고 모임에 여러 번 제 개인 사정으로 참석하지 못하다 보니 사람들과 점점 멀어지는 것 같습니다.

수면전문의: 교대근무를 하다 보면 다른 사람과 일정이 맞지 않아서 고립감을 느끼게 됩니다. 우선, 자신과 비슷하게 교대근무를 하는 직장 동료 중에서 같은 취미 활동을 할 수 있는 친구를 사귀는 것이 좋습니다. 그리고 운동동호회에 가입하는 것도 좋은 방법입니다. 교대근무자는 체력이 저하되기 쉬우므로 운동을 취미로 삼는 것이 특히 좋고, 이를 계기로 새로운 친구를 사귈 수도 있습니다. 친구들에게 근무일정을 적극적으로 알려서 이후 모임 일정을 짤 때 가능하면 동건 씨도 참여할 수 있도록 하는 것이 좋습니다. 취미활동을 하지 않더라도 봉사 활동에 참여하면서 다른 사람들을 만나고 삶의 보람을 느낄 수 있습니다. 또 비슷한 고민을 하는 직장 동료와 상의해 보십시오. 좋은 아이디어를 얻을 수도 있습니다.

동건: 말씀하시는 걸 듣고 보니 가족들한테도 적극적으로 제 일정을 알리고 미리 시간 계획을 세우면 함께 보낼 수 있는 시간을 늘릴 수 있을 것 같습니다.

수면전문의: 맞습니다. 가족과의 관계가 제일 중요합니다. 먼저, 집안일을 분담해야 합니다. 야간근무를 마치고 집에 있다고 해서 집

안일을 모두 할 수는 없을 겁니다. 그러니 아내분과 사전에 집안일을 나누어 놓고 적당한 시간에 그 일을 나누어 해주어야 합니다. 또 하나는 가족으로서 기본적으로 해야 하는 일은 꼭 함께 해야 합니다. 대표적인 것이 식사입니다. 교대근무로 일정을 맞추기 쉽지 않더라도 가능한 하루에 한 끼 정도는 가족들이 함께할 수 있도록 해야 합니다. 그리고 얼굴을 맞대고 이야기하기 힘들다면 전화통화라도 매일 해야 하며, 함께 시간을 보내게 될 때는 텔레비전을 끄고 서로 대화를 나눌 수 있는 시간을 만들어야 합니다. 이런 소통의 기회를 많이 만들면 가족들과 좋은 관계를 유지하는 데 크게 도움이 됩니다.

동건: 가족 간에 대화를 많이 하고 함께 시간을 보내는 것은 당연하고 기본적인 것인데, 교대근무로 일정이 맞지 않아서 제대로 못한 것 같습니다. 좀 더 적극적으로 계획을 세우면 시간을 만들 수 있을 것 같습니다.

수면전문의: 그렇습니다.

일하면서 관계 지키는 법

1. 잠에 우선순위를 두자. 잠을 못 자면 조급하고 불안해지고 짜증을 잘 내게 되는 등 쉽게 스트레스 상태에 빠지게 된다.
2. 스트레스를 줄일 수 있는 이완요법이나 호흡법을 배워보자.
3. 힘든 감정을 느낄 때, 가족이나 당신에게 중요한 사람들에게 표현하려고 해 보자.
4. 같은 일정으로 교대근무를 하는 동료 중에서 친구를 만들고 동호회를 만들어보자.
5. 운동을 취미로 하는 사람들을 친구로 사귀는 것도 좋다. 건강도 지키고 사람도 사귈 수 있다.
6. 자원봉사 활동도 좋다. 사람을 사귈 수 있고 생활에 리듬을 주며, 보람을 느낄 수 있다.
7. 친구들에게 자신이 언제 쉬는지 미리 알리자. 그러면 친구들과 일정을 맞추어서 함께 취미활동을 할 수 있을 것이다.
8. 집안일을 나누어서 하자. 배우자 중 어느 한쪽이 너무 많은 짐을 지게 되면 갈등이 생기게 된다.
9. 가족과 함께 식사하자. 가족으로서 꼭 유지해야 하는 활동을 잃지 말아야 한다.

코골이 & 수면무호흡증, 양압술(CPAP)로 치료한다

　동건 씨는 수면다원검사 결과 심한 수면무호흡증으로 진단을 받았고, 수면 중 호흡곤란으로 인하여 깊게 잠을 잘 수 없었다. 수면무호흡증으로 인한 수면방해가 교대근무로 인한 수면의 질 저하와 겹쳐서 업무 중에 피로가 더 심해지는 것이다. 그래서 수면무호흡증에 대한 치료 상담을 받게 되었다.

　동건: 제가 코를 곤다는 것은 오래전부터 알고 있었는데, 수면 중에 숨을 멈추는 수면무호흡이 있다는 것은 수면검사를 통해서 처음 알았습니다.

　수면전문의: 코골이에 대해서는 누구나 쉽게 알 수 있는데, 자다가 숨을 안 쉬는 무호흡이 있는지 모르는 경우가 많습니다. 무호흡이 심한 사람의 경우에는 같이 자는 사람이 '코를 골다가 숨을 안 쉰다'고 이야기를 해주어 알게 되기도 합니다. 코골이는 소음으로 불편을 주기는 하지만 생리현상이고 건강에 심각한 영향을 주지는 않습니다. 그러나 수면무호흡은 문자 그대로 숨이 막히는 것이기 때문에, 산소를 많이 사용하는 뇌와 심장에 타격을 주어 심장부정맥, 심근경색, 심장마비, 그리고 뇌졸중을 비롯한 뇌혈관질환을 일으킵니다.

　동건: 수면무호흡증이 그런 질환을 유발할 수 있다는 이야기를 신문에서 본 기억이 납니다. 그런데 수면무호흡이 어떻게 해서 피로감을 유발하나요?

　수면전문의: 수면 중에 호흡을 멈추면, 우리 뇌가 반응하면서 잠에서 깨게 됩니다. 대개 5분 이내로 깨는 것은 거의 기억하지 못하

기 때문에, 수면무호흡이 있는 사람은 자신이 자다가 호흡곤란으로 깼다는 것을 알지 못합니다. 그러나 수시로 잠에서 깨기 때문에 잠이 깊어지지 않고, 수면의 질이 떨어지게 됩니다. 즉 6시간을 잤다고 하더라도 잠에서 깬 시간을 빼면 4시간도 못 잔 셈이 됩니다. 그러니까 자고 나도 개운하지 않고 깨어 있는 동안에도 자주 졸음을 느낍니다. 특히 운전이나 기기 조작 같은 단순 반복 작업을 할 때 졸음이 심해지고 사고 위험도 커집니다.

동건: 코골이에 대해서는 수술한다는 이야기를 들어 보았고, 주위에서 수술한 사람도 있습니다. 저도 코골이가 있다는 말을 듣고 수술을 할까 하고 주위에 수술한 사람에게 물어보았는데, 수술해도 재발한다고 별로 권하지 않았습니다. 수술이 효과가 없는 건가요?

수면전문의: 코골이 & 수면무호흡증은 여러 가지 기도 구조물이 복잡하게 작용해서 만들어집니다. 비염이나 코막힘이 심한 경우, 편도가 큰 경우, 목젖이나 연구개가 긴 경우, 혀가 두꺼운 경우, 아래턱이 작고 뒤로 밀려 있어서 혀 뒷공간이 좁은 경우, 그리고 비만으로 기도 주위 조직에 지방이 많이 쌓여 있어서 숨길이 좁은 경우 등 다양합니다. 그런데 수술로 치료할 수 있는 부분은 코막힘, 편도, 연구개 등 부드러운 조직을 잘라내는 것입니다. 드물게 턱뼈를 잘라서 혀나 턱을 앞으로 빼내어 기도 공간을 넓히는 수술을 하기도 하지만, 그 경우에도 치료 성공률이 낮고 1~2년이 지나면 재발하고 수술 과정도 위험할 뿐 아니라 부작용이 심해서 미국 등 외국에서는 거의 시행하지 않습니다. 다만, 기도 구조상 편도가 크고 코막힘이 심한 경우, 그리고 수면무호흡이 심하지 않고 코골이가 심한 경우에는 수술을 하면 도움이 됩니다. 그러나 이런 조건에 맞는 사람들이

많지는 않습니다.

동건: 그런데 제 친구처럼 우리나라에서 코골이 수술을 받은 사람이 많은 이유는 무엇인가요?

수면전문의: 미국, 유럽, 일본 등 외국에서는 코골이 수술을 잘 하지 않는데, 우리나라에서는 코골이 수술을 많이 합니다. 코골이 수술이라는 것이 단순히 코골이만을 치료하기 위한 것이 아니라 수면무호흡증까지 같이 치료하는 것입니다. 우리나라에서는 수면검사를 통해서 수면무호흡증으로 진단된 경우, 수술적 치료가 국민건강보험 적용이 됩니다. 그래서 수술적 치료에 대한 경제적 부담이 적습니다. 한편, 수면무호흡증의 대표적인 비수술적 치료인 양압술 치료는 아직 건강보험적용이 되지 않고, 잘 알려지지 않아서 널리 시행되지는 않는 편입니다.

동건: 그렇군요. 저는 어떤 치료를 받는 것이 좋습니까?

수면전문의: 동건 씨의 경우에는 수면검사상 1시간에 30회 이상 수면무호흡이 나타나서 심한 수면무호흡증으로 진단되었습니다. 또 동건 씨의 기도구조를 보면, 혀가 두껍고 기도가 좁은 편입니다. 목도 굵고 짧은 편이며 과체중 상태입니다. 편도는 작아서 수술이 필요할 정도가 아니고 아래턱은 큰 편입니다. 이런 경우에는 상기도양압술 치료가 가장 효과적입니다.

동건: 양압술 치료는 어떻게 하는 것인가요?

수면전문의: 양압술 치료는 양압기라는 가정용 의료기기를 이용하여 수면무호흡증을 치료하는 대표적인 비수술적 치료입니다. 먼저, 양압기라는 의료기기가 일정한 압력의 공기를 만들어 냅니다. 이 공기가 튜브를 통해서 환자 코에 씌운 마스크를 지나 기도로 들어가면서 목젖, 연구개, 혀 등 숨길을 막는 구조물을 밀어서 기도를 벌립니다.

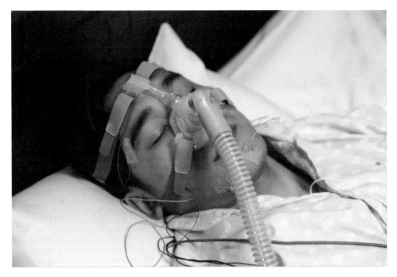

〈양압기 착용 모습〉

기도를 열어서 숨 막힘 없이 잠을 잘 수 있도록 해 줍니다. 숨길을 열어주는 데 필요한 압력이 사람마다 다르므로 검사실에서 하룻밤 동안 양압기를 사용하면서 치료에 필요한 최적 압력이 얼마인지 측정하는 검사를 받고 그 압력을 양압기에 입력해서 사용하게 됩니다.

동건: 그림을 보니 마스크를 쓰고 자는 것이 다소 불편해 보입니다. 그리고 양압기는 매일 사용해야 하나요?

수면전문의: 처음 보시기에는 양압기가 다소 불편해 보일 것입니다. 그러나 양압기를 사용하면 수면 중 호흡곤란을 해소해 주어 훨씬 깊고 편안하게 주무실 수 있습니다. 시간이 지나면 불편감이 줄어들고 적응하게 됩니다. 한두 달 정도 사용하시고 나서는 양압기 없이는 잠을 잘 수 없다고 하시는 분도 있습니다. 양압기는 매일 사용하는 것이 가장 좋습니다. 그러나 여러 가지 여건상 그렇게 할 수

없는 경우도 많습니다. 적어도 10일 중 7일 이상 사용하시고 하루에 4시간 이상 사용하시면 수면무호흡증으로 인한 심각한 합병증을 막을 수 있습니다.

동건: 그럼, 압력 정하는 검사를 받아보겠습니다.

동건 씨는 수면검사실에서 양압기 치료를 위한 '압력처방검사'를 받았다. 수면다원검사를 할 때와 같이 여러 가지 센서를 붙이고 잠을 자는데, 전과 다른 점이 있다면 양압기에 연결된 마스크를 쓰고 잔다는 점이었다. 동건 씨가 잠을 자는 동안, 수면무호흡증이 나타나면 검사실 밖에서 모니터하고 있는 수면기사가 일정한 원칙에 따라 조금씩 압력을 높여서 수면 중 무호흡이 완전히 없어지는 최적의 압력 조건을 찾는다고 했다. 동건 씨는 압력처방검사를 마친 날 아침, 잠에서 깬 후 머리가 맑고 기분이 상쾌함을 느꼈다.

동건 씨는 압력처방검사 결과를 확인하고 양압기 처방을 받기 위해서 수면클리닉을 다시 방문하였다.

수면전문의: 양압기 압력 처방 검사를 받는 동안 불편함은 없었습니까?

동건: 센서를 붙이고 마스크를 쓰고 자는 것이 다소 불편했습니다. 그러나 잠을 전에 비해서 잘 잔 것 같습니다. 아침에 기분도 상쾌했고 일어나서 활동하는 동안 졸음도 거의 없었습니다. 양압기가 도움되는 것 같습니다.

수면전문의: (검사 결과지를 보여주며) 보시는 바와 같이 전과 비교하면 수면 중에 호흡이 멈추는 현상은 완전히 없어졌습니다. 더불어 수면 중에 산소가 부족해지는 현상도 없어졌습니다. 그래서 더

깊게 잘 수 있었고, 뇌와 신체에 산소 공급이 잘 되어 자는 동안 피로가 완전히 회복될 수 있었을 겁니다.

동건: 그림을 보니까 치료가 잘된 것 같습니다.

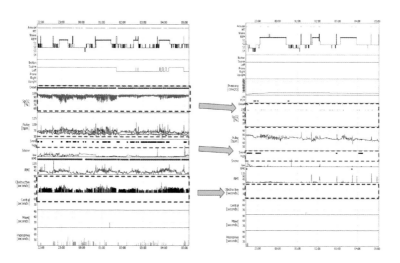

양압술 치료(CPAP)는 수면무호흡을 없애주어 혈중산소포화도와 수면구조를 정상화시킨다. 위 그림에 상기도양압술 시행 전후 수면무호흡과 수면상태 등 여러 가지 소견이 그림으로 표시되어 있다. 수면무호흡, 자다가 깨는 현상이 거의 없어지고 치료 전 80% 이하이던 혈중산소포화도(SpO₂)가 100%까지 정상화되는 것을 볼 수 있다. 이처럼 양압술은 수면무호흡을 완벽하게 해결해주는 가장 즉각적이고 효과적인 치료이다.

〈양압술 치료 전후 비교〉

수면전문의: 검사를 통해 얻은 압력을 기기에 입력해서 지속해서 사용하실 수 있도록 도와드리겠습니다.

이후, 동건 씨는 잠을 잘 때는 양압기를 사용하면서 지냈고, 이후 업무 중 졸음이 훨씬 줄어든 것을 느꼈다. 그리고 전보다 혈압도 낮아졌고 기억력도 좋아짐을 경험했다.

교대근무
수면장애

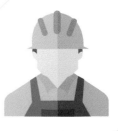

교대근무란 무엇인가?

1879년 에디슨이 전구를 발명한 이후 사람들의 생활에 큰 변화가 생겼다. 전구가 발명되기 전에 사람들은 해가 떠 있는 낮 동안에 주로 일했다. 해가 지고 난 후, 촛불, 등불 등 인공조명을 이용했으나 효율은 낮고 비용은 많이 들었다. 인공조명이 일반화되지 않았고, 해가 지고 난 후 활동 시간은 길지 않았다. 전구의 발명으로 사람들은 한밤중에도 생활하고 일할 수 있게 되었다. 산업화가 가속화되면서 '24시간 사회'가 자리를 잡았고, 한밤에 일하는 직종은 점점 더 늘어나고 있다.

교대근무라고 하는 것은 영어 'shift work'를 번역한 것인데, 통상적인 낮 근무(오전 9시부터 오후 6시까지) 시간 외에 이루어지는 근무와 근무시간이 일정한 주기를 두고 바뀌는 근무 형태를 말한다. 미국과 서부 유럽 등지에서는 전체 근무의 1/5이 교대근무라고 한다. 교대근무는 업무의 특성상 24시간 연속 가동이 필요한 제조업, 숙박업, 의료, 소방, 경찰, 경비용역, 국방 등 다양한 직종에서 이루어지고 있다.

교대근무는 인간 신체의 일주기리듬을 교란시키고 정상적인 수면-
각성리듬을 방해하여 신체적·정신적 건강을 해치고 여러 가지 사
회 문제를 일으킨다.

교대근무 수면장애의 원인과 유병률

1729년 장 자크 마랭이라는 과학자가 미모사 잎을 관찰하였다. 아침 해 뜰 무렵에 잎이 펴지고 저녁에 닫히는 것에 대해서 대부분의 사람은 빛이 있으면 잎이 펴지고 없으면 닫히는 것으로 생각했다. 마랭은 혹시 다른 이유가 있지 않을까 해서 미모사를 어두운 곳에 두고 시간에 따른 잎의 변화를 관찰하였다. 그리고 빛을 차단한 상태에서도 미모사 잎이 해 뜰 무렵에 펴지고, 해 질 무렵에 닫힌다는 것을 발견하였다. 외부 자극과 무관하게 시각에 따라 생리적 행태를 조절하는 장치가 생물체 속에 들어 있다는 것을 발견한 것이다. 이후 식물뿐 아니라 동물과 사람의 시각에 따른 생리적 리듬에 대한 연구가 이어졌다.

식물뿐 아니라 사람의 생리 반응에도 리듬이 있다. 뇌파는 약 0.1초, 심장박동은 1초, 호흡은 10초, 렘수면과 비렘수면은 90분, 잠자고 깨는 것은 24시간의 주기**로 변한다.

일주기리듬이 지구의 자전 주기와 같이 24시간이면 가장 이상적이겠지만 실제는 그렇지 않다. 사람의 생리적 일주기는 약 25.3시간이다. 생체리듬과 지구의 자전 주기를 기준으로 만들어진 사회적 리듬 사이에는 약 1.3시간의 불일치가 있다. 그러나 대부분 사람은 24시간 주기에 맞추어 별문제 없이 살고 있다. 이는 외부적인 자극, 예를 들어 이미 정해져 있는 출퇴근 시간, 식사 시간, 아침에 빛에 노출되는 시간, 운동하는 시간 등 외적인 틀에 우리 몸의 생체리듬이

** 수면−각성리듬은 약 24시간, 하루 길이 정도의 주기를 가지므로 일주기(circardian)리듬이라고 부른다.

맞추어진 결과이다.

사람 몸의 생체리듬을 사회적 리듬에 맞추어 주는 가장 중요한 자극은 아침 햇빛이다. 창문이 있는 침실에서 잔다고 하자. 아침 해가 떠오르면 창이 점점 점차 밝아지고 빛이 눈에 닿는다. 눈꺼풀을 통과한 빛이 망막으로 전달되고 빛 자극이 우리 뇌로 전달되면서 수면 호르몬인 멜라토닌 분비가 줄어든다. 천천히 잠에서 깨게 된다. 아침에 일어나 밝은 해를 바라본다면 더 강력한 빛 자극이 뇌로 전달될 것이고 멜라토닌은 급격히 줄어들 것이다. 우리 뇌는 활짝 깰 것이다. 이때 우리 몸의 생체리듬도 다시 맞추어진다. 즉 1.3시간의 불일치가 이때 해결된다. 그러니 아침에 햇빛을 보는 것은 우리 몸의 일주기리듬을 리세팅(resetting)하는 것이다.

야간 교대근무를 하는 경우, 우리 몸이 생체시계상으로 낮으로 인식되는 시간에 자야 하고, 생체시계상으로 밤으로 정해져 있고 멜라토닌이 분비되는 시간에 일해야 한다. 교대근무를 하는 경우에는 빛에 노출되는 시간과 잠을 자는 시간이 수시로 바뀐다.

이런 변화에 우리 몸의 생체시계가 적응하기는 매우 힘들다. 그 결과 생체리듬이 교란되면서 여러 가지 정신적·신체적 문제가 생긴다.

우리나라 교대근무 수면장애의 정확한 유병률은 알려지지 않았다. 미국의 경우, 교대근무자의 10%가 교대근무 수면장애를 가지고 있다고 한다. 유형에 따라서 나누어 보면 고정적으로 야간근무만 하는 사람의 14.1%, 순환교대근무를 하는 사람의 8.1%에서 교대근무 수면장애가 나타난다고 한다. 한편, 1주 동안은 12시간 주간근무를 하고, 또 1주 동안 12시간 야간근무를 하는 12시간 맞교대근무의 경우

에는 수면장애 유병률이 23.3%로 더 상승한다. 전체 근로자의 6.4%
내외가 교대근무를 한다는 점을 고려하면 미국의 경우 전체 근로자
의 1%가 교대근무로 인한 여러 가지 수면장애를 경험하고 있는 셈
이다.

수면장애를 유발하는 교대근무의 유형

교대근무 방식은 다양하다. 지속적으로 야간에만 근무하는 사람들도 있고, 주간근무－이브닝 근무－야간근무를 순차적으로 하는 순환교대근무자도 있다.

교대근무로 인한 수면－각성상의 문제를 평가할 때 제일 중요한 것이 수면시간이다. 수면에 방해를 많이 받으면 수면시간이 짧고, 그 결과 건강에 문제도 많이 생기고 업무 중 졸음으로 인한 사고 위험도 크기 때문이다.

순환교대근무를 하는 사람들의 수면시간이 고정적으로 야간근무만 하는 사람의 경우보다 조금 더 짧다고 한다. 순환교대근무를 하는 사람의 경우, 잠을 자는 시간이 지속적으로 바뀌고 그래서 매번 전과는 다른 시간에 수면을 취해야 한다. 또, 순환교대근무에서 근무시간이 바뀌는 주기가 짧을수록 적응하는 것이 더 힘들고 그 결과 수면시간은 더 짧아진다. 그러므로 교대근무로 인한 수면건강상의 위험을 최소화하려면 가능한 긴 기간 동안 고정교대근무(예를 들어, 야간근무만 장기간 하는 것)를 하는 것이 가장 좋다. 그러나 업무 특성이나 근로자의 사회생활 적응 면을 고려하여 순환교대근무를 할 수밖에 없다면 교대근무의 주기를 가능한 한 길게 하여 수면시간의 변화를 최소화해 주는 것이 교대근무를 하면서도 가능한 충분한 수면시간을 확보하고 또 수면의 질을 확보하는 길이다.

순환교대근무 일정, 이렇게 잡는 것이 좋다

순환교대근무의 경우, 업무시간이 순차적으로 바뀐다. 업무를 마치고 귀가해서 수면을 취한다고 하면, 잠을 자는 시간도 순차적으로 바뀔 수밖에 없다.

이때 사람의 생체시계의 특징을 고려할 필요가 있다. 사람의 생체시계의 주기(즉, 우리 뇌의 하루 길이)는 성인의 경우 25.3시간이다. 지구의 자전주기보다 길다. 그러니까 우리의 생체시계는 늦어지기 쉽다. 잠 오는 시간도 늦어지기 쉽다. 여행을 떠나기 위해서 평소보다 한 시간 일찍 자고 한 시간 일찍 일어나기는 매우 힘들다. 그러나 새벽 1시 시작하는 축구 경기 중계를 보기 위해서 평소보다 2~3시간 늦게 자는 것은 그다지 힘들지 않다. 전날보다 늦게 잠자리에 드는 것이 일찍 잠자리에 들기보다 더 쉽다.

이와 같은 이유로 주간근무를 할 때, 밤 10시에 자던 사람이 이브닝 근무를 하고 10시에 퇴근해서 새벽 1시에 자고, 야간근무를 하고 오전 8시에 퇴근해서 오전 9시에 자는 것과 같이, 순차적으로 잠자는 시간이 늦어지는 것이 우리 생체시계의 특징에 잘 맞는다. 만약, 야간근무-이브닝근무-주간근무 순서로 일한다면, 오전 9시에 자다가 새벽 1시에 잠자리에 들고, 이어서 밤 10시에 잠을 자려고 노력해야 한다. 이 경우는 우리 생체시계에 완전히 역행하는 것이다.

대개 순환교대근무의 경우, 주간-이브닝-야간근무에 이어 1~2일 정도의 휴일이 들어간다. 이 기간에 교대근무기간 동안 발생한 수면부족(잠의 빚)을 청산하고 이어지는 주간근무 리듬에 적응할 준비를 해야 한다. 그래서 야간근무 후에 이어지는 휴일에는, 야간근무에서 퇴근 후 4시간 내외의 짧은 수면을 취하고 하루를 보낸 후 그날 밤에는 통상적인 주간근무 일정에 맞는 취침시간을 따르는 것이 좋다. 그렇게 하면 주간근무에 적응하기가 더 쉽다. 어떤 사람이 아무리 오랜 기간 교대근무를 했다고 하더라도 우리 몸의 기본적인 수면-각성리듬은 밤에는 자고 낮에는 깨어서 활동하는 것이다. 그러므로 주변 여건이 허락하는 한 가능한 낮에 활동하고 밤에 수면을 취하는 리듬을 유지하려고 노력해야 한다.

여성의 교대근무, 특히 적응하기 어렵다

여성이 남성보다 교대근무에 적응하기 힘든 것은 단지 체력이 더 약하기 때문만은 아니다. 여성의 경우, 남성에 비해서 가정적·사회적으로 해야 할 일이 더 많다. 여성 근로자의 상당수는 일하면서도 육아와 가사 일을 병행해야 한다. 주간근무를 하는 여성이 퇴근 후 저녁 시간에 남성보다 반드시 해야 할 가사 일이 더 많은 것과 같은 이유이다.

여성의 경우, 월경주기가 수면-각성리듬에 영향을 미친다. 여성은 생리 전에 수면패턴의 변화를 보인다. 생리 전에 기분이 우울해지거나 불안정해지면서 잠을 잘 못 자거나 지나치게 졸리는 양상을 보인다. 여성호르몬인 에스트로젠과 수면호르몬인 멜라토닌이 서로 영향을 주기 때문이다. 따라서 여성은 생리주기와 교대근무의 영향을 함께 받는 기간이 매달 나타나며 이때 불면증상이 심해지고, 업무 중 졸음도 더 악화된다.

교대근무를 하는 여성에서 유산, 조산, 그리고 저체중아 출산 위험이 증가한다. 또 교대근무로 여성호르몬 분비가 불규칙해지면서 월경도 불규칙해지며, 임신 성공률도 떨어지게 된다.

교대 중, 업무시간은 짧을수록 좋다

피로와 졸음은 어떻게 다른가? 피로는 신체적·정신적으로 에너지가 고갈된 상태라고 할 수 있다. 스트레스를 많이 받았거나 어떤 병이 있거나 약물을 복용했을 때, 충분한 휴식 없이 지나치게 일을 많이 했을 때 피로를 느낄 수 있다.

한편, 졸음은 우리 몸이 잠들려고 하는 경향이다. 불을 끄고 편안한 침대에 누워 잠들 때까지 걸리는 시간을 측정해서 객관적으로 평가할 수 있다. 피로하다고 해서 반드시 졸리는 것은 아니다. 과로하고 심한 스트레스 상태에 있을 때는 더 이상 어떤 일을 할 기력도 없지만, 막상 자려고 누우면 잠은 오지 않는 경우도 있기 때문이다.

교대근무가 유발하는 문제 중 하나가 업무 중 피로와 졸음, 그리고 그로 인한 사고 위험 증가이다. 업무시간이 길면 피로가 증가한다. 교대근무의 경우, 10시간에서 12시간까지 일하는 경우도 있다. 주야 2교대의 경우 12시간 동안 근무한다. 8시간 근무 후에 교대하는 경우보다 10시간 이상 근무하는 경우에 피로도가 증가하고, 사고 위험도 특히 더 크다고 한다. 그러므로 업무시간은 8시간을 넘지 않도록 해야 한다.

교대근무는 사람의 생체리듬상 잠을 자야 하는 시간에 이루어지기 때문에 동일한 강도의 노동을 해도 피로가 더 빨리 그리고 더 많이 쌓인다. 따라서 근무 일정 조정을 통해서 한 번에 연속적으로 일하는 시간을 줄여주고, 근무시간 중간에 토막잠을 잘 수 있는 시간과 환경을 만들어주는 것이 무엇보다 중요하다. 그리고 업무시간의 길이 자체를 줄여주는 것이 가장 좋을 것이다.

나이가 들면 더욱 힘든 교대근무

　나이가 들면 교대근무는 더 힘들어진다. 교대근무에 잘 적응하려면 우리 몸의 생체시계가 단시간에 빠르게 바뀌어야 하는데 나이가 들면서 생체리듬의 중추***가 노화되어 생체리듬이 짧은 시간에 바뀌기는 힘들다. 교대근무 중 나타나는 졸음과 피로를 견디려면 체력도 중요한데 이 역시 나이가 들면 떨어진다. 또 졸음을 견디기 힘들고 졸지 않는다고 하더라도 업무 수행 능력이 떨어진다. 교대근무를 연이어 잘하기 위해서는 교대근무 후 낮잠을 잘 자야 한다. 그런데 나이가 들면 노화된 수면 중추에서 잠이 오는 신호를 강하게 내보내지 못한다. 그래서 쉽게 잠들기 힘들고 수면 중에도 수시로 깬다. 나이가 들면 잠을 방해하는 여러 가지 수면질환이 늘어나므로, 이 때문에 잠에서 깨는 일도 더 잦다. 낮잠을 충분히 자지 못하면 수면부족상태가 되고 수면부족상태에서 야간근무를 하면 졸음을 더 심하게 느끼게 된다.

*** 시신경교차상핵에 있다.

교대근무, 아침형 인간과 저녁형 인간 중 어느 쪽이 유리할까?

아침형 인간은 일찍 자고 일찍 일어나며 아침에 머리가 더 맑고 높은 능률로 일하는 사람이다. 한편 저녁형 인간은 늦게 자고 늦게 일어난다. 대개 저녁에 두뇌 활동이 더 활발하다.

성공하기 위해서는 아침형 인간이 되어야 한다고 주장하는 책이 유행한 적도 있다. 그러나 아침형 혹은 저녁형은 유전적으로 결정되는 것이므로 인위적 노력으로 바꾸기 매우 힘들고 유형마다 장점이 있으므로 굳이 바꿀 이유도 없다.

그럼 교대근무에는 어떤 유형이 유리할까? 교대근무에서 가장 힘든 것은 야간 교대근무이다. 야간 교대근무는 자야 할 시간에 깨어 일해야 한다. 그러므로 밤늦게까지 자지 않고 버틸 수 있는 사람이 더 유리하다. 그렇다면 저녁형 인간이 교대근무에 더 잘 맞을 것으로 유추할 수 있다.

사람의 생체시계의 일주기(하루로 간주하는 시간)는 24시간보다 조금 더 길다. 따라서 자연적인 상태에서는 우리 몸의 생체시계는 늦어지기 쉽다. 사람들은 어느 정도 교대근무에 적응할 수 있는 소질을 가지고 태어나는 셈이다. 그중에서도 특히 저녁형 인간은 잠이 시작되는 시간이 늦기 때문에 야간 교대근무에 더 유리하다. 그 대신 아침 일찍 출근해서 일하는 주간 교대근무에는 적응하기 힘들 것이다. 극단적으로 아침형인 사람은 교대근무를 피하는 것이 더 좋다.

교대근무 적응력, 개인차가 있을까?

교대근무는 잠을 자는 시간과 일하는 시간이 수시로 바뀌게 된다. 여기에 대한 적응을 담당하는 것이 우리 뇌 속에 있는 생체시계이다. 생체시계의 세팅이 쉽게 바뀌는 사람은 교대근무에 잘 적응할 것이다. 이는 개개인의 유전적인 특성과 관련이 크다. 또 나이가 들면 생체시계의 유연성이 떨어지므로 교대근무에 적응하기가 더 힘들어진다.

한편, 의학적인 질환이나 정신적인 질환이 있는 경우에는 교대근무에 대한 적응이 어렵다. 그리고 가족과 주변 사람들이 수면상태에 대한 적응에 얼마나 도움을 주는가 하는 것들이 중요하다.

교대근무 자체가 수면시간과 수면의 질을 떨어뜨린다. 또, 수면 중에 코를 골다가 숨을 멈추는 수면무호흡증, 자기 전 다리에 불편함을 느껴 자는 중에도 다리 움직임이 나타나 깊은 잠을 못 자게 되는 하지불안증후군, 그리고 교대근무 이전부터 있었던 불면증상 등이 수면의 질을 더 떨어뜨리고, 그 결과 교대근무 수면장애의 대표 증상인 '업무 중 졸음'을 더 심하게 만들 수 있다.

사람마다 일주기 유형이 다르다. 어떤 사람은 아침형이고 어떤 사람은 저녁형이다. 일반적으로 아침형인 사람은 일찍 잠들고 일찍 깬다. 그 대신 밤늦게까지 자지 않고 있기 힘들다. 나이가 들면서 대부분의 사람이 아침형에 가깝게 된다. 한편, 저녁형인 사람은 늦게 잠들고 늦게 일어난다. 그래서 야간에 근무하는 것이 더 쉬울 수 있다. 젊은 사람 중에 저녁형이 많다. 나이가 들면 교대근무가 더 힘들어진다.

교대근무 시 생기는 문제들

교대근무 초기에 생기는 문제

교대근무는 잠자는 시간과 일하는 시간이 일정하지 않고 수시로 바뀌는 것이 특징이다. 그래서 수면과 관련된 문제가 가장 먼저, 그리고 뚜렷하게 나타난다. 야간 교대근무를 하는 사람을 예로 들면, 야간에 일할 때 심한 졸음을 느낄 수 있다. 그리고 다음 날 낮에 수면을 취할 때는 깊은 잠을 제대로 잘 수 없고 수면시간도 1~2시간 정도 짧다. 그 결과 수면부족이 누적되고 야간근무 중 졸음이 심해진다. 야간근무 중 졸음으로 인한 사고 위험도 커지고 건강이 나빠지면 결석하거나 병가를 얻기도 한다. 교대근무자 중에 운전하면서 출퇴근하는 경우에는 졸음운전으로 인한 사고 위험도 증가한다. 교대근무자들은 퇴근 후에도 졸음, 피로감 등을 지속해서 느끼기 때문에 가족들과 보내는 시간이 줄어들고 갈등이 생기기 쉽다. 이런 일이 지속되면 교대근무자는 우울증, 알코올 남용, 그리고 지나친 흡연 등의 문제가 생길 수 있다.

교대근무를 오래 하면 생기는 문제

교대근무를 오래 하게 되면 더 심각한 문제들이 생긴다. 그중 대표적인 것이 만성적인 수면장애이다. 교대근무를 마친 후, 충분한 잠을 자지 못하고 그 결과 근무 중 심한 졸음을 느끼게 된다. 만성수면장애로 진행하느냐, 그렇지 않으냐 하는 것은 개인차가 크다. 개인의 성격적인 특성, 교대근무에 대응하는 방식, 기존에 우울증 여부, 가족 갈등 등이 관련된다.

교대근무자들에게 흔한 질환 중 하나가 위궤양을 포함한 소화장애이다. 교대근무자들의 식사 습관과 관련되어 생기는 문제가 당뇨, 고콜레스테롤혈증, 비만과 같은 대사장애이다. 비만은 고혈압, 심장혈관질환, 수면무호흡증으로도 이어진다.

교대근무는 왜 건강에 해로운가?

교대근무는 근무자의 정상적인 수면−각성리듬과 맞지 않다. 교대근무자는 충분한 수면을 취하지 못하고 깨어 있는 동안 심한 졸음을 느끼게 된다. 야간에 근무하는 사람들의 경우, 낮에 잠을 자게 되는데 평균 수면시간은 6시간 정도다. 이는 주간 근무자의 수면시간에 비해 1~4시간 정도 적은 편이다. 한편, 순환교대근무를 하는 사람의 경우 5.5시간 정도 수면을 취하고 고정근무자와 비교하면 2~2.5시간 정도 적게 잔다. 총수면시간이 짧기 때문에 수면부족을 느끼고 수면부족이 누적되면 업무 중에 심한 졸음을 느끼게 된다.

한편, 교대근무자들이 잠을 자려고 하는 시간대는 대개 낮이다. 낮은 몸속의 생체시계상으로는 깨어 있는 시간대이므로 잠이 들기도 어렵지만 잠이 들어도 잠이 얕다. 잠의 효율이 떨어진다. 교대근무자들은 낮동안 잠을 자야 하지만, 가족들과 시간을 보내기 위해서 잠자는 시간을 줄이게 된다. 집안일을 해야 하기도 하고 여러 가지 잡무를 봐야 하기도 한다. 낮에는 주위의 소음도 크고, 침실에 들어오는 햇빛을 차단해도 완전하지 않다. 환경적인 여건이 깊은 잠을 자기 힘들게 만든다.

결국, 교대근무는 적절하지 않은 시간대에 잠을 자게 되면서 잠이 부족하게 되어 신체기능이 떨어진다. 그 결과 고혈압, 비만, 당뇨, 심장질환, 암 등을 유발한다.

교대근무를 오래 하면 심장마비 위험률 높아지나?

교대근무자들에서 수명이 단축되고 사망 위험이 커지는 중요한 원인 중 하나가 심장질환이다.

심장질환의 발병 위험이 커지는 것은 교대근무로 인한 졸음보다는 교대근무자들에서 공통적으로 나타나는 수면시간 부족 때문이다. 여러 연구에서 수면시간이 줄어들 경우 심장질환의 위험이 증가한다는 것이 입증되었다. 잠을 자는 동안, 심장박동수가 느려지면서 심장이 휴식을 취하는 데, 수면시간이 줄어들면 심장이 휴식할 기회가 줄어들고 부담이 커지면서 심혈관질환의 발병 위험이 늘어나는 것으로 보인다.

한편, 심장질환의 발병률이 높아지는 원인에는 그 사람의 행동적, 심리적, 사회적인 요인도 작용할 것이다.

교대근무를 하는 사람은 업무 후의 졸음과 피로감을 느끼면서 동시에 가정생활도 해야 한다. 교대근무로 인하여 집에서 보내는 시간이 불규칙해지기 때문에 가족 간에 갈등이 생기기 쉽다. 피로와 졸음이 누적된 상태에서는 이런 갈등을 제대로 처리하지 못하게 되고 그 결과 가족 간의 갈등이 심각한 심리적 스트레스로 작용한다. 심리적인 스트레스가 커지면 교감신경계를 항진시켜서 심장박동수와 혈압을 높이고 스트레스 호르몬 분비가 증가한다. 이런 상태가 지속하면 심장질환 발병의 위험이 커진다.

교대근무를 하는 경우 운동량이 줄어든다. 교대근무를 하게 되면 운동을 할 적당한 시간을 찾기 힘들고 다른 사람들과 시간을 맞추어 운동하기는 더 힘들다. 적당한 운동은 심폐기능을 강화하고, 신체적·정신적 긴장을 완화하는 데 필수적이다. 교대근무로 인하여 운동량이 줄어들면 심장 건강을 지키기가 더 힘들어진다.

교대근무를 하는 경우, 식사 시간이 불규칙해지기 쉽다. 또 야간 교대근무를 마치고 식사할 때 과식하기 쉽다. 콜레스테롤 함량이 높은 식사를 하게 되면서, 체중이 늘고 혈관 벽이 두꺼워지는 등 심장질환 발병 위험이 큰 상태로 바뀌게 된다.

교대근무자 중에는 흡연자 비율이 높다. 흡연은 심장질환을 유발하는 중요한 위험요소이다. 또 교대근무자 중에는 교대근무를 마친 후, 쉽게 잠들지 못하는 상황에서 술의 도움을 받으려는 경우가 많다. 음주 자체는 궁극적으로 수면의 질을 개선하는 데 도움을 주지 못한다. 그리고 음주로 인한 심장질환 발병 위험은 더 커진다.

이처럼, 교대근무는 수면부족을 초래하며, 생활의 여러 부분에 영향을 미치면서 심장질환 발병 위험을 높일 수 있다. 따라서 교대근무자들이 충분한 수면을 취할 수 있도록 하며 심장질환의 위험 요소들을 더 잘 관리할 수 있도록 하는 것이 중요하다.

교대근무를 오래 하면 위장병이 잘 생긴다?

교대근무자들은 수면시간 못지않게 식사 시간도 불규칙하다. 특히 소화기계의 기능이 떨어져 있는 야간에 음식을 섭취하는 경우 위장관에 큰 부담을 주게 된다. 또 근무 중 졸음을 쫓기 위해서 과다한 카페인을 섭취하는 것 역시 위산이 많이 분비되게 만들고 그 결과

위염, 위궤양 등의 부작용을 만든다. 또 교대근무와 관련해서 흡연이나 음주가 증가하는 것도 위장관 질환을 만드는 원인이 된다.

입사 후 뚱뚱해졌다. 교대근무 때문?

교대근무가 우리 몸에 주는 악영향 중 한 가지는 생체리듬 교란이다. 우리 몸의 중요한 생체리듬은 대부분 호르몬을 통해서 조절된다. 또 이 호르몬이 우리 몸의 대사활동에 큰 영향을 준다. 잠을 자는 동안에 성장호르몬, 프로락틴, 갑상선호르몬, 코티솔 등 여러 가지 호르몬이 분비된다. 이들 호르몬 중 성장호르몬, 코티솔 등은 수면을 취할 때만 분비되고, 다른 호르몬은 언제 잠을 자느냐와 무관하게 일정한 시간이 되면 분비된다. 낮에 활동하고 밤에 자는 사람의 경우에는 호르몬들이 잠을 자는 동안 분비되면서 서로 영향을 주고받아서 우리 몸의 신진대사를 원활하게 해 준다. 그런데 잠을 자는 시간이 불규칙하다면 이들 호르몬이 서로 만날 수 없게 되거나 어긋나게 된다. 그 경우에는 최적의 상호작용이 일어나지 않고 이들 호르몬의 좋은 영향도 잘 나타나지 않게 된다.

교대근무자들은 비만과 당뇨의 위험이 더 크다. 교대근무로 인한 수면부족이 비만을 유발한다. 잠을 충분히 자지 못하면 우리 몸에서 그렐린이라는 호르몬이 분비된다. 이 호르몬이 살이 찌게 한다. 섭취한 음식물에서 나오는 에너지 대부분을 저장시키기 때문이다. 체중이 늘면 인슐린의 효과가 떨어지면서 혈당 조절이 잘 안 되고, 그 결과 당뇨 발병 위험도 커진다.

비만과 당뇨가 있으면 심장질환, 뇌혈관질환의 위험이 커진다. 체중이 늘어나면 기도가 좁아지면서 코골이와 수면무호흡증의 위험도 증가한다.

암도 교대근무 때문에 생긴다?

교대근무가 특정한 유형의 암과 관련이 된다는 연구는 많다. 그러나 그 관련성이 아직은 명확하지 않다. 2007년 세계보건기구는 특히 수면-각성리듬을 깨뜨리는 교대근무를 암 발생이 가능한 원인으로 지목했다.

교대근무와 관련된 암으로는, 여성에서 유방암, 자궁암 등이 있으며 비호지킨 림프암, 전립선암 등이 남성에서 흔히 발생한다. 이들 연구 중 일부는 교대근무를 하는 직업군에서 장시간에 걸쳐 질병 발생 양상을 체크해 본 결과 특정 암의 발생이 늘어난다는 내용을 담고 있다. 어떤 연구는 교대근무와 암 발생 사이에 관련이 없다고 보고하기도 한다. 이렇게 상반되는 연구결과도 있고 아직 그 연관성이 명확히 입증되지는 않았지만, 20년 이상 장기간에 걸쳐 교대근무를 하는 경우 암 발생 위험이 증가한다는 것은 대체로 받아들여지고 있다.

교대근무로 인하여 어떻게 암이 발생하게 되는가 하는 기전은 복잡하고 여러 가지 요인이 관여할 것으로 생각된다. 유방암의 경우를 보자. 장기간 교대근무를 한 여성에서 유방암 발생이 증가한다. 교대근무 중 야간에 밝은 빛에 노출되면 멜라토닌 분비가 줄어들고 그 영향으로 에스트로젠 분비가 증가하면서 유방암 발생 위험이 커진다고 설명한다.

교대근무는 정신건강에도 악영향

교대근무는 그 자체로도 심한 정신적인 스트레스가 된다. 또 교대근무는 장기적으로 만성적인 수면부족을 초래한다. 수면부족 상태에서는 쉽게 평정심을 잃게 되고 주위 사람들과 갈등을 일으키기 쉽다. 가족과의 갈등이 심해지면서 가정불화, 이혼 등 가정문제가 생긴다.

만성적인 스트레스와 수면부족은 우울증으로 발전되기도 한다. 교대근무자들은 흔히 불면증을 경험한다. 그런데 불면증이 지속되면 우울증의 발병 위험이 커진다. 또 우울증의 증상 중 하나가 불면증이다. 그래서 불면증과 우울증은 서로 밀접하게 관련되어 있다.

교대근무로 불면증이 생긴 김원경 씨 사례

병원에서 간호사로 일하며 교대근무 하는 20대 김원경 씨(가명)가 수면클리닉을 찾아왔다. 원경 씨는 야간근무를 마치고 퇴근한 후 오전 10시쯤 잠을 청한다. 하지만 전날 밤 근무 중 졸음을 쫓기 위해 마신 커피 때문인지 피곤하지만 쉽게 잠들지 못한다고 한다. 집 주위에서 아이들 노는 소리, 확성기로 무어라고 떠들어대는 소리 때문에 그나마 오던 잠도 달아난다. 커튼을 치기는 했지만, 창이 환하게 밝아 눈이 부실 지경이다. 잠을 자야 한다는 생각에 누워 있기는 하지만 몸이 불편해 이리저리 뒤척인다. 잠이 오지 않는데 오랫동안 누워 있으니 피가 머리로 쏠려서 그런지 머리도 아프다. 이런저런 생각을 하다 잠깐 잠이 들면 2~3시간 자다가 다시 깨고 잠들지 못한다. 그래서 더 좌절감이 들고 이렇게 자고 어떻게 일을 할까 걱정도 된다. 잠이 너무 오지 않을 때는 술을 마셔본 적도 있다. 처음에는 잠이 조금씩 와서 도움이 된다고 생각했지만, 그것도 며칠 지나고 나니 전처럼 효과도 없었고 술 때문에 간에 무리가 가는지 잠을 깨고 나면 더 피곤했다.

한편, 낮 근무를 하고 난 후 밤잠을 잘 때는 쉽게 잠들기 힘들고 자주 깨는 불면증상이 나타났다. 근무 시작 전에 충분한 수면을 취하지 못하기 때문에 근무 중 졸음이 오는 경우가 많고, 특히 밤 근무 때 더 심하다고 했다. 근무 시간이 2~3일 주기로 바뀌다 보니 식사도 불규칙해져서 위염과 소화불량으로 고생하고 있었다. 원경 씨는 교대근무 관련 수면장애로 진단받았다.

교대근무로 인한 졸음, 엄청난 사고로 이어진다

야간 교대근무를 하게 되면, 낮 동안 충분한 잠을 자지 못하고 그 결과 작업 중 졸음이 심해지며 피로가 누적된다. 졸음과 피로 누적으로 집중력이 떨어지면 작업 중 사고 발생 위험이 커진다. 교대근무로 인한 작업 중 사고로 인하여 작업자 본인이 다치는 경우도 있고 큰 재해로 이어지는 경우도 있다. 체르노빌 원전 사고, 유조선 엑손 발데스호 원유 누출사고, 우주왕복선 챌린저호 폭발사고, 기차 탈선 등 많은 인명과 재산 피해를 초래한 사고의 원인이 교대근무로 인한 수면부족과 피로누적이었다고 알려져 있다.

작업자에게 있어 졸음과 피로누적은 출퇴근 중 졸음운전으로 인한 사고로 이어진다. 야간 교대근무를 마친 상태는 작업으로 인한 피로가 극심하고, 장시간 수면박탈로 인한 졸음도 심한 상태이다. 이 상태에서 운전해서 귀가해야 한다면 졸음운전으로 인한 교통사고 위험이 어느 때보다 크다. 가능하면 대중교통수단을 이용하는 것이 좋고, 혼자 운전하는 것보다는 동료와 차를 함께 타고 퇴근하면서 졸음을 쫓는 것이 좋다.

한편, 교대근무로 인한 불규칙한 생활은 가족 간에 함께 보내는 시간이 줄어들게 하고, 그 결과 가족 관계 악화를 초래한다. 가족 간의 갈등, 심리적 스트레스 등이 교대근무로 인한 피로감을 등을 더 악화시키기도 한다.

교대근무로 인한 수면문제로 병원을 방문하면, 어떤 절차를 통해 진단을 받게 되나?

교대근무를 하는 사람이 병원, 특히 수면질환에 대한 도움을 받기 위해서 병원을 찾는 경우가 크게 두 가지다. 야간근무를 마치고 잠을 자려고 할 때 쉽게 잠이 오지 않는 불면증 상태, 그리고 교대근무가 장기화되면서 수면부족을 느끼게 되고 그 결과 업무 중에 심한 졸음을 느낄 때이다.

이런 증상이 적어도 한 달 이상 지속될 때, 교대근무로 인한 수면장애를 의심할 수 있다. 한 달이라는 기간 기준이 필요한 이유는, 불면증상이나 낮 동안 졸음이 다른 일시적 원인으로 생긴 것일 수도 있기 때문에 비교적 긴 기간 동안 지속되었는지 확인할 필요가 있고, 또 근무자의 생활에 미치는 영향이 지속적인지도 확인하기 위함이다.

다음 단계로는, 근무 일정과 잠을 자고 일어나는 시간대 등을 종합적으로 파악해서 교대근무의 패턴과 그에 따른 수면의 패턴변화를 연관 지어 본다. 이를 위해서 수면일지라는 것을 사용하게 된다. 수면일지는 매일 매일 근무시간, 잠을 자는 시간, 그리고 잠에 영향을 줄 수 있는 여러 가지 활동(식사 시간, 운동 시간, 카페인 함유 음료 섭취시간, 음주, 흡연 시간 등)을 기록하는 것이다. 이런 정보를 2주 이상 얻게 되면 이를 통해서 교대근무가 잠과 업무 중 졸음에 어떤 영향을 미치고 있는지 파악할 수 있다.

한편, 의사 진찰을 통해서 전부터 있었던 수면질환이 있는지, 잠에 영향을 줄 수 있는 약물을 복용하고 있는지, 잠과 관련되는 신경과적·

정신과적 질환이 있는지, 그리고 흡연이나 음주, 카페인처럼 잠에 영향을 줄 수 있는 다른 물질을 복용하고 있는지 등을 파악한다.

교대근무자 중에서 업무 중에 심한 졸음을 느끼고, 충분한 시간과 깊이 있는 잠을 자지 못해서 일이나 가정생활, 그리고 사회생활에 어려움을 느낀다면 의사의 진찰을 받아야 한다. 그 정도가 간단한 생활 습관 변화로 해결되지 않을 정도로 심하고 수면질환이 의심된다면 수면질환 전문의사의 진찰을 받도록 해야 한다. 이를 통해서 교대근무로 인한 문제가 업무상의 재해나 개인 생활의 어려움으로 이어지지 않도록 예방할 수 있다.

또 하나의 교대근무, 해외여행 시 시차 적응 어떻게 하면 좋을까?

2시간 이상 시차가 나는 장거리 해외여행을 가면 시차 적응이 안 되어 여러 가지 정신적, 신체적 문제가 생긴다. 시차증의 증상으로는 불면과 낮 동안의 졸음, 신체적 불편감 및 위장 장애 등이 있다. 교대근무로 인한 수면장애와 그 양상이 유사하다.

미국으로 여행을 갔다고 하자. 우리 몸의 생체리듬(일주기리듬)은 우리나라 시간에 맞춰져 있어 한밤중인데, 미국에 도착하면 해가 떠 있는 한낮이다. 졸음이 오고 잠을 자야 하는 시간에 돌아다녀 몸은 힘들고, 한밤중에 음식을 먹으니 소화가 안 될 수밖에 없다. 밤이 되어 자려고 누웠지만, 우리나라 시간에 적응된 생체시계는 아침이라서 정신은 맑고 잠이 오지 않는다.

큰맘 먹고 떠난 여행 혹은 잦은 출장으로 해외에 가서 좋은 컨디션으로 활발하게 지내다 오기 위해서는 최우선으로 시차 적응을 잘 해야 한다. 서쪽에서 동쪽으로 이동할 때(예를 들어, 우리나라에서 미국을 간 경우) 시차 적응이 더 힘들어진다. 우리 뇌 속의 생체시계는 주기가 24시간보다 길기 때문에 시차로 인하여 늦게 잠드는 것은 비교적 쉽게 적응하지만, 일찍 잠드는 것은 적응이 힘들기 때문이다.

통상 한 시간의 시차를 극복하는 데 하루가 걸린다. 8시간의 시차가 있는 곳으로 이동했다면 완전하게 시차 적응을 하는 데 8일이 걸리는 셈이다. 만약 여행 기간이 3일이라면 시차에 적응하기도 전에 한국으로 돌아와야 하고 다시 한국의 시차에 적응해야 하는 일이 생긴다. 일주일 이내의 기간 동안 여행을 가는 경우에는 미국의 시간에 우리 생체시계가 완전히 적응하는 것은 불가능하다. 따라서 다양한 노력을 통해 시차증의 증상을 줄여야 한다.

시차에 잘 적응하기 위해서는 비행기를 타자마자 시계를 현지 시간으로 맞추고, 일상생활에서 그 시간대에 하던 일[예를 들어, 도착지가 밤이면 잠을 자거나 정적(靜的)인 활동을 한다]을 하면서 스스로 시각에 대한 암시를 주는 것이 좋다. 비행 중에는 커피와 술은 마시지 않는 것이 좋다. 이들이 일주기리듬을 흐트러뜨리고 적응을 더 어렵게 만들기 때문이다.

현지에 도착하면, 밤에는 되도록 실내조명을 어둡게 해서 자연스럽게 멜라토닌 분비를 유도한다. 비록 한국 시간으로 한밤중이라도 미국 시간으로 낮이면 활동적으로 지내야 한다. 실외로 나가 밝은 햇볕을 쬐는 것은 생체시계가 분비하는 수면호르몬인 멜라토닌을 억제해서 졸린 증상을 예방할 수 있다. 미국 시간으로 아침이라면 커피 등의 각성 음료를 소량 섭취해서 각성을 유지시켜야 한다(커피로 충분한 각성 유도가 되지 않으면, 의사로부터 의존성이 없는 안전한 각성제를 처방받아 복용할 수도 있다). 커피를 너무 많이 섭취하면 야간 수면에 장애를 줄 수 있다. 낮 동안 심하게 졸린다면 20분 이내의 낮잠을 자는 것도 각성도를 높일 수 있는 좋은 방법이다.

시차로 인한 소화장애를 줄이기 위해서는 식사 시간의 간격을 일정하게 유지하고, 기름기가 적은 음식을 소량 섭취해야 한다. 음식 섭취량을 줄일수록 시차 적응이 더 쉬워진다는 연구결과도 있다. 배가 고프지 않은 상태에서도 기내식이 나온다고 모두 먹을 필요는 없다. 여행지에서도 가능한 한 적게 먹는 것이 시차 적응에 유리하다.

밤에 잠들기 힘들 때는 멜라토닌을 복용할 수 있다. 멜라토닌은 시차증으로 인한 불면증상에 도움이 된다. 하지만 멜라토닌은 식품으로 분류되어 정제, 유통 과정이 약물보다 엄격하지 않다. 따라서 믿을 수 있는 제품을 고르는 것이 중요하다.

멜라토닌으로도 충분하지 않다면 단기간 작용하는 수면제를 복용하는 것이 수면 유지에 특히 효과적이다. 대개 여독으로 잠은 쉽게 들지만 1~2시간 자고 나서 수면 중에 깨는 경우가 많은데, 수면제는 수면 중 깨는 횟수를 현저히 줄여 주어 수면의 연속성을 높여 준다.

돌아오는 비행기에 탑승하면 시계를 한국 시간에 맞추고 그에 따라 생활하도록 한다. 비행기 안에서 할 수 있는 활동은 대개 독서나 영화감상, 수면과 같이 정적인 활동이다. 그렇지만 시계를 보면서 시간에 대해 감을 잡는 연습을 한다면 시차 적응에 매우 유리하다. '지금은 한국 시간으로 밤 12시. 자야겠구나.' 이러한 생각들이 몸과 마음이 시차에 적응하는 것을 기꺼이 도와줄 것이다.

중요한 일을 앞두고, 최상의 정신상태유지법

일주기리듬을 조절해서, 가장 중요한 업무를 해야 하는 시간에 정신과 신체가 최상의 상태가 되게끔 하여야 한다. 교대근무를 하는 사람들의 수면-각성리듬은 일정치 않다. 평소 8시에 일어나 활동을 시작하는 사람이라면, 중요한 일이 있는 날 아침에 오전 6시에 기상했다고 하더라도 오전 8시는 일주기리듬상 뇌는 잠을 자고 있을 가능성이 크다. 따라서 중요한 일이 있는 날 수일 전부터 적절한 시간에 일찍 일어나서 그 시간에 최선의 실력을 발휘할 수 있도록 뇌를 깨워 놓아야 한다.

우선 중요한 일이 있기 4주 전부터는 기상 시간을 앞당겨서 뇌가 일찍 깨도록 일주기리듬을 조정해 주어야 한다. 그렇게 하기에 충분한 시간이 없다면 아침 시간에 3,000lux 이상의 밝은 빛을 쬐는 것이 도움이 된다. 기상 후 밝은 빛에 쬐면 뇌하수체의 멜라토닌 분비가 줄어들면서 생체시계가 각성 상태에 더 빨리 도달하게 된다. 의사에게 처방받은 안전한 각성제의 도움을 받을 수도 있다. 모다피닐은 거의 부작용 없이 낮 동안에만 작용하도록 설계된 각성제 신약이다. 교대근무를 하거나 시차 여행으로 인한 졸음이 있을 때나 중요한 시험과 같이 꼭 각성을 유지해야 할 상황에 투약하는 것은 도움이 된다.

교대근무 수면장애를 예방하고 극복하는 방법

교대근무 일정에 따라 교대근무로 인한 어려움이 달라진다. 그래서 교대근무일정을 잘 조정해야 한다. 물론 해당 사업장의 특성상 조절하는 데는 한계가 있다.

교대근무로 근무시간과 수면시간이 바뀔 때 쉽게 적응하도록 하기 위해서는 교대근무 일정이 바뀌는 간격을 길게 하는 것이 좋다. 교대근무는 시차여행을 하는 것과 마찬가지인데, 외국으로 여행을 가서 1시간의 시차를 극복하는 데 하루가 걸린다. 교대근무 일정이 바뀌면 잠을 자는 시간대가 적게는 8시간에서 길게는 12시간씩 바뀐다. 어느 날은 밤 10시에 잠을 청하는 사람이 낮 10시에 잠을 자야 하는 일이 생긴다. 그렇다면 12시간의 시차가 있는 곳으로 여행을 간 셈이다. 12시간의 시차에 완전히 적응하는 데 12일이 걸린다고 할 수 있다. 만약 근무일정이 15일 간격으로 바뀐다고 하면 바뀐 일정에 적응하고 나면 근무 일정과 수면시간대가 바뀌고 새로운 일정에 적응해야 한다. 그래서 교대근무 일정이 바뀌는 간격을 한 달 이상 길게 하는 것이 좋다.

만약 3교대를 한다면 교대근무 순서도 시계방향대로 주간-오후-야간근무 순서로 정하는 것이 좋다. 우리 몸의 생체시계는 수면-각성리듬이 늦어지는 것에 더 잘 적응하도록 만들어져 있기 때문이다. 교대근무 적응에서 제일 중요한 것이 잠을 잘 자는 것이다. 주간-오후-야간근무 순으로 교대근무를 하게 되면, 퇴근 후에 잠자리에 드는 시간도 근무 일정을 따라 순차적으로 뒤로 밀리게 될 것이다. 이것이 우리 생체시계 입장에서는 더 적응하기 쉽다.

교대근무로 인한 불면증 역시 다른 원인의 불면증 치료와 동일한 원칙에 따라 치료한다. 먼저 수면위생을 잘 지켜야 한다. 야간근무를 마칠 무렵에는 카페인이 들어 있는 커피, 녹차 등 각성유발 음료는 될 수 있으면 피해야 한다. 졸음이 심하면 5분 정도 일어나서 움직이면 졸음이 달아난다. 한 연구에 따르면 5분 동안의 산책은 커피 한 잔을 마신 것과 동일한 각성효과를 나타낸다고 한다. 작업장의 조명을 밝게 하면 졸음을 쫓고 업무효율을 높일 수 있다. 작업장 환경이 허락한다면 심하게 졸릴 때 20분 내외로 토막잠을 자는 것도 좋다.

교대근무자 불면증 치료에는 침실 환경이 매우 중요하다. 빛을 완전히 차단해야 한다. 수면 유도 호르몬인 멜라토닌은 빛에 매우 민감하다. 검은색 커튼으로 빛을 완전히 차단하고 그것으로도 부족하면 수면안대를 사용해야 한다. 소음이 심하면 귀마개를 사용해야 한다. 야간근무를 마치고 퇴근할 때 일광에 노출되면 멜라토닌 분비가 줄어들고 뇌의 각성이 심해지므로 퇴근 시에는 짙은 선글라스를 착용해서 밝은 햇빛에 노출되는 것을 막아야 한다. 잠이 오지 않는다고 술을 마시지는 말아야 한다. 술은 처음에는 잠을 오게 하지만 곧 내성이 생기고 혈중알코올농도가 떨어지면서 각성작용이 있어 길게 자지 못하고 깨게 한다. 잠자리에 누워 15분이 지나도 잠이 오지 않으면 일어나 다른 방으로 가서 책을 읽거나 조용한 음악을 들으며 잠이 올 때까지 기다려 보자. 잠은 오지 않는데 누워 있으면 불면증상을 더 심하게 만들 뿐이다.

이런 노력을 다해도 잠이 오지 않는다면 그때 수면제를 사용해 볼 수 있다. 물론, 수면전문의의 진찰을 통해 다른 수면장애는 없는지 확인한 후 처방받은 용량만큼만 사용해야 한다. 수면제의 의존성, 중독성에 대해 지나치게 걱정하는 사람도 있는데, 최근에는 단기간 작용하며 기억력 등에 영향을 거의 미치지 않는 약이 나와 있다. 수면전문의와 상담한 후 치료 계획을 세우고 적절하게 수면제를 사용한다면 중독이나 의존의 위험을 피할 수 있다.

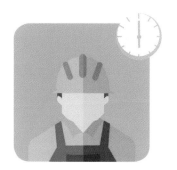

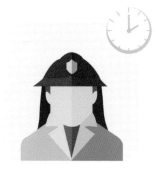

PART
03

흔한
수면질환

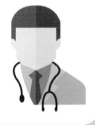

코골이 & 수면무호흡증

코골이 & 수면무호흡증 Q&A

코골이와 수면무호흡증은 매우 흔한 수면질환이다. 흔한 질환이지만 그 심각성을 잘 모르고 그래서 적극적으로 진단을 받고 치료를 받는 사람이 적다. 2013년 10월경, 하루 11시간 이상 격무에 시달리던 노동자가 수면무호흡증으로 사망한 사례에 대해 법원이 산업재해로 인정하는 판결을 내렸다. 당시 노동자를 고용한 건설회사는 유족들에게 2억 2천만 원을 배상하였다.

수면무호흡증은 어떤 질환이며, 진단과 치료는 어떻게 하는지, 그리고 예방하기 위해서는 어떤 노력이 필요한지 Q&A 형식으로 정리해 보았다.

Q 코골이로 수면클리닉을 찾는 사람들은 주로 어떤 사람인가요?

A 대개 코골이 소음으로 주위 사람들에게 불편을 주게 되는 경우 병원을 찾게 됩니다. 신혼부부, 군대 입대한 지 얼마 안 되는 신병,

직업적인 특성상 출장이 잦고 동료와 방을 함께 써야 하는 경우, 그리고 여행을 자주 다니는 분들이 많습니다. 다른 사람들로부터 코골이가 심하다는 이야기를 듣고 방문하게 됩니다. 또, 코골이에 동반되는 수면무호흡증으로 인하여 깊게 자지 못하고 아침에 피로감을 느끼는 분, 방송 매체 등을 통해 수면무호흡증이 심장질환, 뇌혈관질환, 당뇨, 고혈압, 치매 등 심각한 질환을 일으킨다는 내용을 접하고 오시는 분들도 있습니다.

Q 코골이와 수면무호흡증을 구별하기가 쉽지 않은데, 정확히 어떻게 다른가요?

A 코골이는 숨을 들이쉴 때 목젖이나 연구개 등의 조직이 떨려서 나는 소리입니다. 한편, 수면무호흡은 수면 중, 숨을 들이쉴 때 생기는 음압(빨아들이는 압력)이 너무 커서 목젖, 연구개 및 기도 주위 조직이 들러붙어 숨이 멎게 되는 것입니다. 코골이가 더 심해진 형태가 수면무호흡이라고 보면 되겠습니다. 코골이와 수면무호흡은 같이 출현하는 경우가 많지만, 엄연히 다른 의학적 상태이고 그 진단과 치료도 다릅니다. 코를 심하게 고는 사람이 있으면 옆에서 잘 들어보십시오. 코만 고는지 아니면 코를 골다가 한참 동안 조용한 상태로 숨을 멎는 일이 있고 조금 후에 입을 벌리고 숨을 몰아쉬는 경우가 있는지 살펴보십시오.

수면 중 호흡이 없는 시간이 10초 이상 되면 무호흡이라고 판정하고 그 횟수를 세어 심한 정도를 판정합니다.

수면무호흡증의 증상

(다음 증상 중 하나만 나타날 수 있고 여러 개가 동시에 나타날 수도 있습니다)
- 잠을 자도 피로가 풀리지 않는다.
- 코골이 소음(수면무호흡증 환자중 80%가 코골이 소음을 낸다. 코를 골지 않고 수면무호흡증이 나타나는 환자도 20%나 된다.)
- 낮 동안 심한 졸음을 느낀다.
- 잠은 쉽게 들지만 자다가 깬다.
- 자고 나도 신경이 날카로워진 걸 느낀다.
- 자고 나면 두통이 심하고, 만성적인 두통을 느낀다.
- 자다가 갑자기 깨어서 숨을 헐떡인다. 숨 막히는 느낌도 있다.
- 물에 빠져 죽는 듯한 느낌 때문에 깬다.
- 자다가 식은땀을 흘리면서 깬다.
- 깨어보면 입이 말라있거나 목이 타는 것 같고 아프다.
- 신체적으로 지친 느낌이 들고 피로감이 심하다.
- 특별한 이유 없이 체중이 늘고, 체중을 줄이려 해도 잘 안 된다.
- 위산이 역류해서 역류성 식도염이 있다는 진단을 받는다.
- 자다가 일어나서 화장실을 자주 간다.
- 성욕과 성기능이 떨어진다.
- 손놀림이 둔해지고 물건을 놓치기도 한다.
- 자다가 이불에 소변을 보는 경우가 생긴다.
- 짜증이 심하고 감정의 변화도 잦고 성격이 변하기도 한다.
- 화를 잘 내고 좌절감도 잘 느낀다.
- 가끔 뭔가 분간이 잘 안 되는 느낌을 받는다.
- 전에 잘하던 운동이 잘 안 된다.
- 결정을 내리지 못한다.
- 기억력이 떨어진다.
- 우울증이 생기기도 한다.
- 집중력이 떨어진다.
- 몽유병이 나타나기도 한다.
- 자다가 일어나 벽에 기대어 앉은 채로 자는 경우가 있다.

Q 수면무호흡증이 있으면 잠을 잘 때 어떤 현상이 나타납니까?

A 수면무호흡증은 코를 골다가 자는 중에 숨을 멈추는 것이 대표적 특징입니다. 한편, 수면 중에 충분한 호흡이 되지 않고 잠을 깊게 자지 못하기 때문에 여러 가지 증상을 유발할 수 있습니다. 쉽게 관련지어 생각할 수 있는 증상도 있지만, 전혀 관련이 없을 것 같은 증상 중에도 수면무호흡증이 원인인 경우가 많습니다.

Q 살이 찌면서 코골이가 심해졌다는 사람이 있습니다. 또 살을 빼면 코골이가 좋아지니까 그렇게 하라고 하는 신문기사를 읽은 적도 있습니다. 체중이 느는 것과 수면무호흡증과는 어떤 관련이 있나요?

A 코골이, 수면무호흡이 심한 사람 중에는 뚱뚱한 사람들이 많습니다. 체중이 늘면 피하지방이 늘어나게 됩니다. 이때 기도 주위 부드러운 조직 아래의 지방도 같이 늘어나면서 점막이 안으로 밀고 들어와 기도가 가늘어집니다. 기도는 숨이 지나가는 관인데 그 관의 직경이 좁아지는 셈이며, 좁은 공간을 통과하다 보니 공기의 속도가 빨라지고, 기도 주위 조직들이 더 세차게 떨리면서 코골이와 수면무호흡증이 생기기 쉬워지는 것입니다.

대개 환자들의 질병과 관련된 내력을 들어보면, 뚱뚱해지면서 코골이가 심해지고 무호흡이 나타난 경우가 많습니다. 그런데 수면무호흡과 비만은 악순환의 고리를 만듭니다. 즉 뚱뚱해져서 코골이와 수면무호흡이 나타나고 심해지며, 밤에 양질의 잠을 자지 못하고 낮동안 졸리고 무기력감을 느끼게 됩니다. 낮 동안 조는 시간이 늘어나면서 활동이 떨어지게 됩니다. 칼로리 섭취는 일정한데 섭취한 칼로리를 소모하지 못하면 체중이 늘 수밖에 없습니다.

한편, 수면무호흡증은 기도구조가 발병에 중요합니다. 코뼈가 휘어져 있는 경우, 편도가 크고 혀가 두꺼운 경우, 아래턱이 작고 뒤로 들어가 있는 경우와 같이 기도가 좁아지는 해부학적 구조를 가진 경우에는 정상체중이거나 마른 편인 경우에도 코골이와 수면무호흡증이 심하게 나타납니다. 우리나라 사람을 포함한 동양인의 경우에 아래턱이 작고 그에 비하여 혀가 큰 경우가 많습니다. 그래서 마른 편임에도 코골이가 심하고 체중을 줄여도 크게 도움을 받지 못하게 되는 경우가 있습니다.

Q 수면무호흡증은 얼마나 흔한가요? 주위에서 코를 고는 사람들이 많이 있는데 이들이 모두 다 수면무호흡증인가요?

A 코골이와 수면무호흡증이 같이 있는 환자는 전체 인구의 5% 내외로 추정하고 있고, 코골이가 있는 사람은 이보다 더 많은 것으로 보고 있습니다. 한편, 20~50대 사이 남성에서는 30~50% 정도로 흔하다고 보고 있습니다. 수면무호흡증의 유병률은 연구에 따라 다르고 나라마다 다를 수 있습니다. 미국 연구에 따르면 30대부터 60대 사이의 남성의 20%, 여성의 9%에서 수면무호흡증이 있다고 합니다. 70세 이상 노인인구에서는 남성의 76%, 여성의 54%에서 수면무호흡증이 있는 걸로 추산합니다. 고령화될수록 수면무호흡증이 더 흔해지는 겁니다. 한편, 수면무호흡증의 환자 중에서 10~20%만 진단을 받는다고 합니다. 대다수의 수면무호흡증 환자는 뚜렷한 증상을 느끼지 않아서 의료적인 도움을 찾지 않고 있는 것으로 보입니다.

수면무호흡증 환자의 80%에서 코골이가 나타납니다. 한편, 20%

는 수면무호흡증이 있어도 코골이가 없습니다. 특히 노인인구에서는 기도 주위 조직의 탄성이 떨어지기 때문에 기도 조직이 떨려서 생기는 코골음 소리가 거의 나타나지 않고 바로 수면무호흡이 나타나는 경우가 흔합니다.

미국연구에 따르면 수면무호흡증은 인종별로 차이를 보입니다. 백인의 9%, 히스패닉계와 흑인의 15~16%, 아시아계의 24%에서 수면무호흡증이 나타납니다. 아시아인들은 비만 인구가 적음에도 유전적으로 기도가 좁아서 수면무호흡증이 더 잘 생기는 것으로 알려져 있습니다.

Q 수면무호흡증은 건강에 어떤 나쁜 영향을 주나요?

A 수면무호흡증은 잠을 자는 중에 숨길이 좁아지면서 호흡을 불규칙하게 하거나 호흡을 못 하게 되는 상태입니다. 자는 동안 몸에 산소 공급이 잘 안 되고, 혈압이 상승하고, 심장이나 뇌혈관에도 악영향을 줍니다. 그리고 호흡곤란 때문에 잠이 얕아지게 되고 수면부족 상태가 되어서 낮에 졸리게 됩니다. 아래에 수면무호흡증과 관련 있는 질병들이 나열되어 있습니다. 수십 년간 연구를 통해 확인된 것입니다. 이를 보시면 수면무호흡증이 여러 가지 질환의 원인이며, 수면무호흡증의 진단과 치료가 건강에 필수적임을 알 수 있습니다.

수면무호흡증과 관련 있는 질병

- 고혈압(고혈압 환자 50%에서 수면무호흡증이 있음. 한편, 혈압약으로 잘 조절되지 않는 고혈압 환자 80%에서 수면무호흡증이 있음)
- 복부비만(비만 환자의 77%에서 수면무호흡증이 있음), 심장부정맥(심방세동 환자의 50%에서 수면무호흡증이 동반됨)
- 심장마비로 인한 돌연사(잠자는 중, 특히 새벽에 흔함)
- 관상동맥질환(관상동맥질환자의 30~50%에서 수면무호흡증이 동반됨)
- 심부전(심부전 환자의 50%에서 수면무호흡증이 동반됨)
- 당뇨(당뇨 환자의 50%에서 수면무호흡증이 동반됨. 당뇨 환자의 치매 초기 단계인 경도인지장애의 위험이 커짐)
- 뇌졸중
- 간질환(지방간 환자의 50%에서 수면무호흡증이 있고, 수면무호흡증 환자의 50%에서 지방간이 동반됨)
- 남성에서 발기부전
- 위식도역류
- 소아에서 성장지연
- 우울증
- 두통(편두통, 긴장성 두통, 군발성 두통 등)
- 강직성 척수염과 같은 염증성 관절질환
- 몽유병
- 작업장 안전사고
- 사고로 인한 사망(자동차 사고 포함)

Q 수면무호흡증을 치료해야 하는 중요한 이유 중 하나가 심장질환, 뇌혈관질환 등을 일으켜 돌연사를 유발한다는 것이라는데, 어떻게 그런 일이 일어나게 되나요?

A 수면무호흡증이 있는 환자들은 막힌 숨을 뚫기 위해 노력합니다. 이 때문에 혈압이 올라갑니다. 숨이 막혀 산소 공급이 잘 안 되어 저산소증에 시달립니다. 수면무호흡증은 매일 밤 나타납니다. 수

면무호흡증이 있으면 밤에 충분한 잠을 자지 못해 낮에 졸음을 느끼고, 무력감을 느낍니다. 활동이 줄어들면서 체중이 늘기 쉽습니다. 수면무호흡증 자체도 호르몬에 영향을 미쳐 살찌기 쉽게 만듭니다. 체중이 늘면 혈압이 상승합니다. 그래서 수면무호흡증 환자들 중 고혈압 환자가 많습니다. 수면무호흡 환자의 35~50%에서 고혈압이 있습니다. 낮 동안 측정하면 고혈압이 없는 환자들도 수면 중 무호흡이 나타나면서 수축기 혈압이 200mmHg 이상 상승하게 되고, 고혈압의 기준이 140 이상이니까 심한 고혈압 상태가 되는 것입니다. 이렇게 혈압이 높게 올라갈 때, 그 압력으로 뇌혈관이 터지면 뇌졸중이 생깁니다. 심한 코골이 환자들은 코를 골지 않는 사람보다 뇌졸중이 생길 위험이 3배 이상 높습니다.

혈압이 올라가면서 심장에 부담을 주어 협심증, 부정맥, 심장 기능장애가 생길 위험이 있습니다. 부정맥은 수면무호흡 환자들의 90%에서 관찰됩니다. 심장이 비정상적으로 천천히 뛰기도 합니다. 수 초 동안 심장이 뛰지 않기도 하며, 정상 심장 박동 사이로 또 다른 심장 박동이 끼어들기도 합니다. 수면무호흡이 있는 환자는 그렇지 않은 사람보다 심장마비가 올 위험이 20배 이상 높습니다.

미국의 경우, 수면무호흡으로 자다가 급사하는 사람들이 매년 3,000명에 이른다고 합니다. 수면무호흡을 치료하면 고혈압 조절이 쉬워집니다. 수면무호흡을 지속적으로 치료하면 혈압이 정상화된다는 보고도 있습니다. 수면무호흡을 치료해서 밤에 잠을 잘 자게 되면 낮 동안 활동량이 늘어나면서 규칙적으로 운동하게 되고 체중도 줄게 됩니다. 그 결과 혈압도 더 낮아집니다.

Q 수면무호흡증이 있으면 게을러지고 성격도 변한다고 합니다. 실제로 어떤 문제가 생기나요?

A 수면무호흡증이 있으면 깊게 잘 수 없습니다. 그래서 환자들은 늘 수면부족에 시달립니다. 수면무호흡증이 있는 사람은 아침에 늦게 일어나서 지각하기 쉽고, 결근하는 경우도 그렇지 않은 사람보다 더 자주 있습니다. 낮 동안 졸음, 집중력 저하, 기억력 감퇴 등으로 일을 잘할 수 없습니다. 주변 사람들은 이 행동을 이해하지 못하고, 게을러서 그렇다고 생각하기도 합니다. 이런 상황이 계속되면 승진도 힘들고 실직을 할 수도 있습니다.

수면무호흡으로 뇌에 산소 공급이 잘 안 되고 충분히 쉬지 못하면 참을성이 없어지고 짜증이 많아집니다. 기억력이 떨어지고, 화를 잘 내며 우울증에 빠지기도 합니다. 주변 사람들은 성격이 변한 것처럼 느끼기도 합니다. 뇌 기능이 떨어져 있으므로 멍한 상태로 있는 경우가 많고, 집중력도 떨어집니다. 정신활동 저하는 천천히 진행되기 때문에 금방 알아차리기 힘듭니다. 책을 적게 읽고, 단어나 사람 이름을 잘 기억하지 못합니다. 수면무호흡을 치료하고 나면, 이렇게 떨어져 있던 뇌 기능이 회복됩니다. 그동안 자신의 정신활동능력이 얼마나 떨어져 있었는지 알게 됩니다.

Q 수면무호흡증이 있으면 알츠하이머치매가 더 잘 생기나요? 수면무호흡증을 치료하면 치매도 좋아질 수 있나요?

A 수면무호흡증이 알츠하이머치매의 직접적인 원인이라는 연구는 아직 없습니다. 그러나 수면무호흡이 있으면 뇌에 산소가 부족해집니다. 기억을 담당하는 '해마'라는 뇌 부위가 산소 부족에 특히 취

약합니다. 그러므로 수면무호흡이 기억력을 떨어뜨릴 수 있고, 기억력이 떨어지는 것이 주된 증상인 알츠하이머치매의 원인이 될 것으로 추정할 수는 있습니다.

수면무호흡증은 당뇨 발병 위험을 높입니다. 2008년에 발표된 연구에 따르면, 당뇨는 치매의 전 단계인 경도인지저하의 발병 위험을 높입니다. 한편, 수면무호흡증이 있으면 고혈압이 잘 생깁니다. 고혈압 역시 인지기능을 떨어뜨리는 것으로 알려졌습니다. 결국, 수면무호흡증이 당뇨와 고혈압을 통하여 치매의 발병위험을 높일 수 있습니다.

쥐를 이용한 동물 실험 결과가 있습니다. 유전적으로 알츠하이머치매 발병 위험이 큰 쥐를 두 그룹으로 나누어서, 한 그룹은 그대로 두고 나머지 그룹은 자는 중에 인위적으로 수면무호흡과 같은 상태를 만들었습니다. 수면무호흡증 그룹은 기억력과 관련된 과제를 잘하지 못했고 사후 부검을 해 보니 알츠하이머 치매의 원인물질들이 뇌 속에 더 많이 쌓여 있었습니다.

수면무호흡증 환자 그룹의 뇌를 MRI로 촬영하여, 수면무호흡증이 없는 그룹과 비교해 보니, 기억을 담당하는 뇌 구조인 유두체가 줄어들어 있는 것을 발견하였습니다. 수면무호흡증 환자에서 그 크기가 20% 더 줄어있었습니다. 한편, 수면무호흡증에 대한 표준적인 치료인 양압술을 이용하여 수면무호흡증이 있는 치매 환자를 치료한 결과, 수면무호흡증상이 없어지니까 낮 동안 졸음뿐 아니라 뇌 기능도 함께 회복되었다는 연구가 있습니다. 치매가 발병한 후에도 수면무호흡증을 찾아서 치료하면 뇌 기능이 더 빨리 떨어지는 것을 막을 수 있고 환자가 기능을 유지하면서 수명을 마칠 수 있도록 도와줄 수 있습니다.

Q 수면무호흡증을 진단하기 위한 수면다원검사는 어떤 것이며, 어떻게 검사를 받는 것인가요?

A 수면다원검사는 잠을 찍어 보는 검사입니다. 그리고 잠의 다양한 측면을, 다양한 신호를 분석해서 측정한다는 의미에서 '수면'에 '다원'이란 말을 덧붙인 것입니다. 뇌파를 찍어 잠이 들었는지, 잠이 얼마나 깊은지, 수면단계는 어떤지를 파악합니다. 그리고 안전도(눈동자 움직임), 근전도(신체 근육에 힘이 들어가 있는 정도)를 측정하는 장치, 심장의 전기적 흐름을 측정하는 심전도도 포함됩니다.

수면 중 호흡 상태를 측정하기 위해 코와 입에 호흡기류와 이산화탄소 농도 등을 측정하는 감지기를 붙이고, 호흡노력 정도를 알기 위해 가슴과 배와 밴드 형태의 감지기를 두르게 됩니다. 또 무호흡으로 인한 혈중산소농도 감소를 측정하기 위해 손가락이나 귓불에 산소농도를 측정하는 감지기도 붙이게 되고, 코골이 소리를 측정하기 위한 마이크를 목 주위에 붙입니다.

수면 중 주기적으로 다리를 움직이면서 잠에서 깨는 주기성사지운동증을 진단하기 위해 다리 근육에도 근전도를 붙이고, 수면 중 이상행동 유무를 파악하기 위해 어두운 곳에서도 찍히는 적외선 카메라로 녹화합니다. 이처럼 수면다원검사는 수면에 대한 종합적인 검사를 위해 여러 가지 감지기를 동시에 작동시켜 자료를 모으게 됩니다.

뇌파, 안전도, 근전도, 심전도 등은 조그마한 금속 전극을 피부에 붙여 측정하고 호흡 측정에 사용되는 감지기도 코와 입 주위에 접촉하지 않는 상태로 설치됩니다. 감지기가 피부를 뚫고 체내로 들어가는 경우가 없으므로 아프지 않고 안전해서 1세 미만의 영아에서부터 90대 노인까지 누구나 검사를 받을 수 있습니다.

수면다원검사를 위해 감지기를 모두 부착한 모습을 보면 다소 복잡해 보일 수 있으나 선들이 잘 정리되어 있기 때문에 감지기를 붙인 상태에서도 화장실에 다녀올 수 있고 수면을 취하는 데 큰 영향을 주지는 않습니다.

수면다원검사는 편안한 침대가 있는 1인실에서 이루어집니다. 검사실은 소음과 빛으로부터 완전히 차단되어 있어 수면에 방해를 받지 않으며 수면에 적정한 온도를 유지하고 있습니다.

감지기에서 얻어진 전기적 신호는 증폭기, 변환기 등을 거쳐 컴퓨터로 전달되어 저장되고 이 신호를 모니터를 통해 보면서 수면기사와 수면전문의가 판독하여 수면단계, 수면상태, 수면무호흡증 등 수면장애를 진단합니다.

Q 수면다원검사 후 검사 결과는 어떻게 해석하고, 검사 결과가 실제 치료에 어떻게 활용이 되나요?

A 수면무호흡은 자다가 숨을 멈추는 것이 한 번이라도 있는 것입니다. 그런데 자다가 숨을 멈추는 것이 한두 번 있다고 해서 건강에 심각한 위협이 되는 것은 아닙니다. 한편, 하룻밤에 400번씩 숨이 멈춘다면 누가 생각해도 몸에 상당히 문제가 있을 것으로 생각할 겁니다. 그래서 수면무호흡증에 대한 치료가 필요한지, 그렇다면 어떤 치료가 가장 좋을지 결정하는 데 수면무호흡이 얼마나 심한지를 아는 것이 중요합니다.

임상적으로 중요한 수면무호흡증은 수면 중에 숨을 완전히 멈추는 것 혹은 호흡이 불완전해지는 것이 10초 이상 지속되는 것의 횟수를 세어서, 그 횟수가 한 시간에 5회 이상일 때(즉 하룻밤에 7시간 동안 잠을 잔다면 35회 이상) 의학적으로 수면무호흡증으로 진단합니다.

수면전문의는 수면무호흡이 얼마나 자주 나타나는지 평가하고 그 심한 정도를 정합니다. 한 시간에 수면무호흡과 수면저호흡이 나타나는 횟수를 더한 것을 호흡장애지수(RDI; Respiratory Disturbance Index)라고 부르는데, 이 횟수가 5∼15이면 가벼운 정도의 수면무호흡증, 15∼30이면 중간 정도의 수면무호흡증, 30 이상이면 심한 정도의 수면무호흡증이라고 합니다.

수면 중 무호흡의 빈도 외에 또 하나 중요하게 생각하는 것은 무호흡으로 인해 체내 산소 농도가 감소하는 정도입니다. 특별한 질환이 없는 정상인의 혈중산소농도는 95% 아래로 떨어지지는 않습니다. 수면무호흡증으로 혈중산소농도가 70% 이하로 떨어지면 심장부정맥이 생길 수 있으며, 우리 몸에서 산소를 가장 많이 사용하는 기관인 '뇌'의 기능이 떨어져 자고 난 다음 날 아침 두통이 나타나기도 합니다.

위에서 언급한 호흡장애지수가 높을수록 심한 수면무호흡증이 있는 것이며 가능한 한 빨리 치료를 시작해야 심혈관질환으로 인한 돌연사를 막을 수 있습니다. 또 호흡장애지수가 높을수록 간단한 수술로 해결되지 않을 가능성이 높고, 가장 효과적인 양압술 치료를 하게 됩니다.

Q 코골이, 수면무호흡증을 예방하고 치료하기 위해서 병원에서 치료를 받기 전에 해 볼 수 있는 방법으로는 어떤 것이 있나요?

A 어떤 질환이든 예방이 가장 좋고 중요합니다. 이 치료 방법은

다른 치료 방법을 사용하고 있는 중에도 함께 사용할 수 있습니다.

첫째, 저녁 시간에 혹은 잠을 청하기 위해 술을 마시지 말아야 합니다. 술을 마시면 기도 점막이 붓고, 점액 분비가 늘어나면서 기도가 더 잘 막힙니다. 그 결과 무호흡 횟수가 늘어나고 혈중산소농도도 떨어집니다. 수면무호흡증으로 인한 돌연사 위험이 가장 큰 밤은, 과음하고 잘 때라고 보시면 됩니다.

둘째, 담배를 끊어야 합니다. 흡연을 오래 하면 폐 기능이 떨어집니다. 그래서 동일한 양의 공기에서 산소를 뽑아내는 능력이 떨어집니다. 폐 기능이 떨어져 있는 사람이 자는 중에 숨이 막히는 무호흡을 겪으면 몸속의 산소 농도가 그렇지 않은 경우보다 더 급격히 떨어집니다. 한 번 한 번의 무호흡으로부터 받는 타격이 더 큽니다. 또 흡연이 기도 점막을 자극해서 염증반응을 만들어 붓게 합니다. 기도가 좁아지게 되는데, 술을 마시고 자는 경우와 비슷한 상태가 되고 무호흡이 더 심해집니다.

셋째, 호흡기 알레르기가 있거나 염증이 있으면 기도 점막이 부어올라 기도가 좁아집니다. 알레르기와 염증을 치료하면 기도가 넓어져 무호흡이 줄어듭니다. 그래서 비염이 있는 경우에는 알레르기와 관련이 있는지 검사를 해 보아야 하고 알레르기 유발물질을 적극적으로 피해야 합니다. 최근에는 알레르기를 근본적으로 치료하는 면역요법이 개발되어 사용되고 있습니다.

넷째, 진정·수면제를 복용하지 말아야 합니다. 수면무호흡증이 있는 분 중에도 자다가 자주 깨는 불면증상을 경험합니다. 수면다원검사를 해 보지 않은 상태에서는 수면무호흡증인지 모르고 일반적인 불면증에 대한 치료처럼 무분별하게 수면제를 복용하는 사람들이 있습니다. 진정수면제는 호흡 중추****를 억제하여 무호흡이 잘 생기게 하고 무호흡 중에 잠에서 깨는 것을 늦추어 무호흡 상태로 더 오래 있게 만듭니다. 수면무호흡증이 있다는 것을 알게 되면 그 약을 처방하는 의사와 상의하여 약을 끊어야 합니다. 그리고 수면다원검사를 통해서 전체적인 수면상태가 어떤지 파악해야 합니다. 그리고 불면증에 대한 비약물적 치료법인 불면증 인지행동치료를 받도록 해야 합니다.

다섯째, 체중을 줄여야 합니다. 체중이 늘면 기도 점막 아래에 지방이 쌓이면서 기도가 좁아지며, 복부비만이 있으면 호흡노력도 떨어집니다. 체중 감량은 수면무호흡증에 대한 장기적이고 근본적인 치료입니다.

여섯째, 교대근무로 인해 수면무호흡증이 더 나빠질 수 있습니다. 수면장애가 있는 사람은 교대근무를 피하는 것이 좋으며, 어쩔 수 없이 교대근무를 해야 한다면 교대근무로 인한 수면장애를 최소화하는 방법을 배워야 합니다.

Q 치아에 착용해서 코골이를 치료하는 장치가 있다고 들었습니다. 어떤 것인지 알려주세요?

A 치아에 착용해서 코골이를 치료하는 장치를 기도확장장치 혹은 구강내장치(Oral appliance)라고 합니다. 코골이장치라고도 합니다. 코골이와 수면무호흡증의 상당 부분은 바로 누웠을 때 중력의 영향으로 혀가 아래로 처지면서 기도를 막아서 생깁니다. 그때 틀니와

**** 호흡을 담당하는 뇌의 부분.

비슷하게 생긴 장치를 치아에 끼고 자면 아래턱을 앞으로 딩겨주어 혀가 기도를 막지 않게 해서 효과를 나타냅니다. 기도 구조의 특성상 혀가 두껍고 아래턱이 작거나 뒤로 밀려 있는 경우에 특히 효과가 좋습니다. 또 수술 부작용을 걱정하는 분, 여성분, 그리고 수술을 받았음에도 재발한 경우 처방합니다. 호흡장애지수가 30 미만으로, 중간 이하의 수면무호흡증에서 효과가 좋습니다. 처음에는 약간 어색한 느낌이 들지만 2~3일이면 쉽게 적응할 수 있습니다. 턱관절에 장애가 있거나 치아에 문제가 있는 사람의 경우에는 시술하기 힘듭니다.

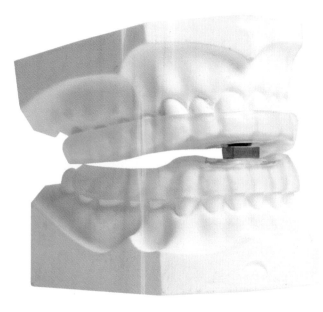

〈기도확장장치(구강내장치)〉

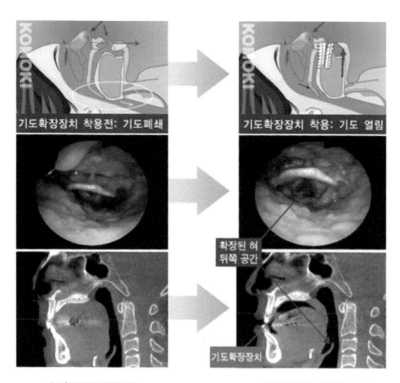

기도확장장치 착용 전　　　　　**기도확장장치 착용한 상태**
혀와 연구개 뒤쪽 공간이 확보되어
코골이, 수면무호흡증을 치료

착용 전에는 혀 뒷공간이 좁아지면서 기도 폐쇄가 일어난다. 내시경과 3차원 CT 사진으로도 공간이 좁다. 기도확장장치를 착용한 후에는 기도가 열리고 혀 뒤쪽 공간이 확장된다.

〈기도확장장치 착용 전후 비교〉

Q 가장 효과적인 비수술적 치료라는 양압술(CPAP)은 어떤 것입니까?

A 앞서 사례에서도 소개된 바와 같이 수면무호흡증에 가장 효과적인 비수술적인 치료가 양압술입니다. 양압술 치료는 코골이와 수면무호흡증에 대한 가장 효과적이고 즉각적인 치료입니다. 그래서 수면무호흡증의 표준적인 치료로 자리 잡았습니다. 미국, 유럽, 일본 등에서도 양압술

치료가 가장 널리 사용됩니다. 코골이나 수면무호흡증 수술은 제한적으로 시행됩니다. 양압술 치료가 가장 효과가 좋고 안전하기 때문입니다.

양압술은 코를 통하여 일정한 압력의 공기를 불어넣어 기도를 열어주는 치료입니다. 지속적으로 양압의 공기가 기도로 들어간다고 해서 지속적 상기도양압술(CPAP; Continuous Positive Airway Pressure)이라고 합니다. 다음 그림을 보면, 수면무호흡증 환자들이 수면 시 숨을 들이마실 때 연구개, 혀, 편도 및 기도 주위의 부드러운 조직이 빨려 들어가면서 기도를 막습니다. 이때 코에 착용한 마스크를 이용하여 지속적으로 일정한 압력의 공기를 불어넣으면 들러붙어 있던 조직들이 떨어져 숨길이 열립니다. 공기가 들어가면서 숨길을 열기 때문에 기도의 어느 부분이 막히든 모두 해결할 수 있습니다. 최대 20cmH₂O의 압력(20cm 높이의 물기둥을 만들 수 있는 압력)을 사용하므로 정상 호흡을 차단할 정도로 압력이 세지는 않습니다. 처음에는 낮은 압력에서부터 시작하고 압력이 천천히 높아지고 잠든 후 치료 압력의 공기가 들어오므로 이용자는 공기압력으로 인한 불편감을 거의 겪지 않습니다.

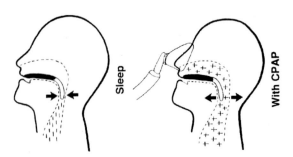

수면 중 흡기 시에, 기도 내에 마이너스 압력(음압)이 생기면서 기도가 막힌다. CPAP 치료 중에는 마스크를 통해서 플러스 압력을 가진 공기가 들어가면서 기도가 열린다.

〈상기도양압술〉

Q 양압술 치료를 하기 위해서는 어떤 과정이 필요한가요?

A 수면무호흡증의 심한 정도가 사람마다 다르듯이 양압기의 치료 압력도 다릅니다. 또 환자의 수면 중 자세, 수면의 깊이에 따라 코골이와 수면무호흡증을 해결할 수 있는 적절한 압력도 다릅니다. 이처럼 수면무호흡증을 완전히 해결하는 데 필요한 적정압력(optimal pressure)을 찾는 검사를 압력처방검사라고 합니다. 환자는 수면검사실에서 상기도양압술 장비를 착용한 상태에서 수면다원검사를 시행하고, 의료진이 양압기의 압력을 미세하게 조정하여 수면 중의 코골이와 무호흡이 완전히 없어지는 최적 압력을 찾습니다.

대개 천정을 보고 바로 누운 자세에서 렘수면이 나타날 때 무호흡이 가장 심하며 가장 높은 압력이 필요합니다. 압력처방검사 결과를 수면전문의가 판독하고 환자의 신체적 상황 등을 고려하여 가장 적정한 압력인 '처방압력'을 정합니다. 또 양압기를 통해서 일정한 압력의 공기를 불어넣어 줄 때 환자의 호흡이 변하는 양상과 수면상태의 변화를 살핍니다. 수면무호흡증이 심한 환자에서 양압술 치료를 이용하여 수면무호흡증을 해결해 주면, 수면무호흡증에 가려서 보이지 않던 다른 수면질환이 나타나는 경우가 있습니다. 이 질환을 진단하고 치료 계획을 세우는 것 역시 수면전문의가 하는 일입니다.

Q 양압술 치료를 처방받은 후에는 어떤 치료가 이어지나요?

A 양압술 치료는 의료기기를 지속적으로 가정에서 사용하는 것입니다. 그래서 환자가 양압술 치료를 잘할 수 있도록 의료진이 도와주는 것이 필요합니다. 양압기를 처음 사용할 때는 양압기가 생소하고 적응하는 데 어려움을 겪을 수 있습니다. 또 양압기나 마스크 등

을 관리하는 것에 대한 교육도 필요합니다. 양압기를 처방한 병원에서 이에 대해 교육하고 관리를 해 줍니다. 이런 관리가 잘 이루어져야 환자가 편안하게 양압기를 사용할 수 있습니다.

양압기 사용 중에는 일정한 간격(1~3달)으로 병원으로 방문해서 기기 상태를 점검하고 그동안 양압기를 사용한 내역을 확인하며 치료 상태에 따라 의사가 압력이나 양압기 세팅을 변경하는 치료를 하게 됩니다.

Q 양압술 치료를 하면 합병증을 막을 수 있나요?

A 폐쇄성 수면무호흡증은 지속적 상기도양압술을 이용하여 완전히 조절할 수 있습니다. 수면무호흡증으로 인한 혈중산소농도 저하, 수면분절(자다가 자주 깸)을 완전히 없애기 때문에 고혈압, 심장질환, 뇌혈관질환 위험을 낮춥니다. 낮 동안 졸음을 막아주고 기억력, 집중력 등 인지기능이 떨어지는 것을 막아 줍니다. 궁극적으로 기대수명을 늘립니다. 이를 입증하는 헤아릴 수 없이 많은 연구가 이미 여러 나라에서 이루어졌고 쉽게 찾아볼 수 있습니다. 그래서 양압술 치료가 수면무호흡증의 표준적인 치료가 된 것입니다.

상기도양압술을 한 번 사용하기 시작한 사람 중 1년이 지나도 여전히 지속적으로 사용하고 있는 사람들이 많습니다. 그 이유는 상기도양압술이 밤에 숙면을 취하도록 해주고 낮 동안 맑은 정신을 갖게 해 주며 고혈압, 당뇨, 심장질환, 뇌혈관질환을 예방해 준다는 것을 스스로 느끼기 때문입니다. 또 상기도양압술을 사용하다가 하루, 이틀 중단해 보면 가슴이 답답해지면서 숨이 막히는 것을 느끼고 악몽을 꾸기도 합니다. 양압술 치료 이전의 증상이 다시 나타나는 것을 느끼면서 상기도양압술을 다시 사용하게 됩니다. 이렇게 양압술의 치료 효과는 즉각적이며 환자 스스로 느끼고 확인할 수 있습니다.

Q 코골이 & 수면무호흡증 수술은 어떤 것인가요?

A 대부분의 수면무호흡증 환자들은 코골이를 가지고 있습니다. 일부 환자들은 코골이만을 가지고 있습니다. 즉 수면무호흡증의 약한 형태가 코골이라고 보시면 됩니다. 수면무호흡증을 해결하기 위한 수술은 코골이를 없애기 위한 치료를 포함합니다. 가장 널리 시행되는 코골이 & 수면무호흡증 수술은 코막힘, 수면 중 생기는 연구개와 목젖의 떨림을 없애주는 데 초점이 맞추어져 있습니다. 따라서 떨림이 생기는 부분을 딱딱하게 만들어주거나 잘라내기도 합니다. 한편, 코골이와 수면무호흡증이 심한 경우에는 수술을 해도 수면무호흡을 완전히 없앨 수는 없습니다.

Q 수면무호흡증 치료를 위한 수술법은 어떤 것이 있는가?

A 수면무호흡증의 수술 치료 성공률은 낮은 편입니다. 그 이유는 수면무호흡증은 다양한 신체구조의 상호작용으로 인해 생기므로 수술로 그 모든 것을 해결하기 힘들기 때문입니다. 대표적인 수면무호흡증 수술인 구개수-구개인두 성형술에 대해 설명하겠습니다.

구개편도가 크고, 목젖과 연구개가 크고 늘어져 있어 코골이와 수면무호흡이 생기는 경우에 시행합니다. 전신마취하에서 구개편도를 제거하고 고주파를 이용하여 두꺼워진 구개수(목젖), 연구개(부드러운 입천장)의 일부를 잘라냅니다. 그리고 편도, 연구개를 잘라낸 부분을 묶어서 공간을 만듭니다. 그 결과 숨을 쉬는 길을 넓혀주게 되는 치료법입니다.

이 치료법은 코골이와 수면무호흡증 치료에 가장 초기부터 사용되었고 현재에도 변형된 형태로 사용되고 있습니다. 이 치료법의 성공률은 50% 정도이며 5년이 지나면 치료 효과는 다시 반으로 떨어져 25% 정도 됩니다. 즉 이 방법으로 치료받은 100명 중 50명은 수술 직후에는 치료 효과를 경험하지 못하고, 5년 후에는 25명만이 완치된 상태로 지내며 나머지 75명은 재발했다는 말입니다.

Q 턱뼈를 잘라서 혀를 앞으로 빼는 수술(이설근전진술)은 안전한가요?

A 이설근전진술은 혀를 이루는 근육 중 하나인 이설근의 아래턱뼈 부착 부위를 사각형으로 잘라내어 아래턱뼈 두께만큼 앞으로 전진시켜 고정하는 수술로 혀가 두꺼워서 혀 뒷부분이 막힐 때 사용하는 방법입니다. 전신마취하에서 진행하고, 수술 후 수일간 입원이 필요합니다. 수술 성공률은 23~77%로 다양합니다.

부작용으로 수술부위 감염, 혈종, 이설근 손상, 하악 치아의 감각 이상, 하악골절, 아래턱 외관 변화가 있을 수 있습니다. 심한 통증과 심각한 부작용이 동반될 수 있으므로 코수술, 연구개수술 등을 시행한 후에도 증상이 지속될 경우 그다음에 시도해보는 것이 좋습니다. 양압술 치료에 실패한 경우에 시도할 수 있습니다. 구강내장치를 이용한 치료도 이설근전진술과 비슷한 효과를 볼 수 있으므로 수술을 결정하기 전에 구강내장치를 먼저 시도해 보는 것도 좋습니다.

Q 혀 뿌리 축소술(설근부 축소술)은 어떤 수술인가요?

A 설근부 축소술은 저주파 에너지를 이용하여 혀의 뿌리 부분의 조직을 태워서 그 부피를 줄이고 이를 통해 기도를 확보하는 치료법

입니다. 전신마취하에서 진행되며, 이 수술 단독으로는 효과가 떨어져서 다른 수술에 보조적으로 사용합니다. 부작용으로는 혀의 부종, 농양, 궤양, 통증, 연하곤란 등이 있으며 심할 경우 기도를 막아서 응급상황이 벌어질 수도 있습니다.

목젖-연구개수술, 이설근전진술, 설근부축소술 등 복합적인 수술을 모두 했을 경우 수술 성공률은 60% 정도입니다.

Q 코골이 & 수면무호흡증 수술 후 재발했다는 사람들이 많은데, 왜 그런가요?

A 수술로 도움을 받지 못하는 데는 여러 이유가 있습니다. 우선 수술로 치료했다고 할 때도 적당한 수술방법을 선택하지 못했을 수 있으며, 수술로는 치료될 수 없는 상태임에도 수술을 시행했기 때문이기도 합니다. 그 이유로는 첫째, 수면진문의의 신체검진과 진찰을 제대로 받지 않았기 때문이기도 합니다. 환자의 구강, 코, 목 주위 구조를 들여다보기만 해도 수술로는 완전한 치료가 힘들 것을 예측할 수 있는 환자들이 있습니다.

둘째, 수면다원검사를 통해 수면무호흡의 유형, 심한 정도, 자세의 영향, 수면구조에 따른 차이 등을 면밀히 판단해야 하는데, 이 과정을 거치지 않고 단지 우선 드러나 있는 코골이만을 제거하는 수술을 시행했을 가능성이 큽니다.

셋째, 환자가 코골이 & 수면무호흡증의 특성을 생각하지 않고 한 번에 완치되는 치료만을 원했기 때문일 수도 있습니다. 코골이 & 수면무호흡증은 기도를 둘러싼 여러 구조물에 의해 생기는 것이며, 체중 증가, 노화 등의 영향으로 시간에 따라 다양하게 변합니다. 이런 점을 이해하지 못하고 단 한 번에 모든 것이 치료되기를 기대하는 환자 중에는 수술을 고집하는 경우가 있습니다.

넷째, 코골이 & 수면무호흡증을 치료하는 의사가 수술적 치료 방법을 선호하거나 비수술적 치료방법(상기도양압술, 자세치료, 구강 내장치) 등에 대해 잘 알지 못해 환자에게 도움이 되는 다양한 치료법을 소개해 주지 못한 경우일 수 있습니다.

Q 코골이 & 수면무호흡증 수술, 특히 전신마취 수술을 할 때 유의점은 어떤 것인가요?

A 수면무호흡증 환자가 가지는 신체적인 특수성이 수술 위험을 높입니다. 수술에는 마취위험이 있습니다. 수술 시 전신마취를 하는데, 마취제는 호흡 반응을 약화시킬 수 있습니다. 수면무호흡증 환자 중에는 이미 어느 정도의 호흡장애가 있는 경우가 많으므로 마취와 수술 후 회복 시에 더 세심한 주의를 기울여야 합니다. 또 수면무호흡증이 있는 사람은 다른 질환으로 수술 시에도 무호흡증이 있다는 것을 담당 의사에게 알려 마취 위험을 최소화해야 합니다. 통증, 과다한 출혈이 따르고 감염이나 약물 부작용이 생길 수 있습니다.

Q 코골이 & 수면무호흡증 수술을 결정할 때, 고려해야 할 점은 어떤 것이 있나요?

A 코골이 수술을 잘 받기 위해 환자 입장에서 따져 보고 해야 할 것을 소개합니다. 현명해야만 제대로 치료받고 몸을 망치지 않습니다.

첫째, 큰 수술하기 전에는 2명 이상의 의사를 만나 보십시오.

의사마다 의견이 다를 수 있습니다. 수술을 적극적으로 권하는 의사와 비수술적 치료를 권하는 의사가 있습니다. 경험이 많은 의사일수록 수술을 잘 안 하려 합니다. 수술이 잘 안 되어서 (재발하거나 합병증이 생겨서) 환자가 고생하고 불평하고 항의하는 경우를 많이 겪었기 때문입니다. 환자는 의사에게 꼭 수술이 필요한지, 다른 비수술적 치료(구강내장치, 양압기)는 얼마나 효과가 있는지 등을 충분히 물어보아야 합니다.

둘째, 평소 코막힘, 비염이 있는 분, 편도가 큰 분은 건강보험이 적용되는 비교적 간단한 수술로도 큰 효과를 봅니다.

이비인후과 의사가 적극적으로 수술하려고 하는 경우는, 수술이 어렵지 않고 효과가 분명하고 이후 합병증이나 후유증도 거의 없는 경우입니다. 코골이 소음의 상당 부분은 코막힘과 관련이 있습니다. 그래서 비중격을 바로 잡는 비중격교정술, 비염, 축농증 수술은 안전하고 간단한 수술임에도 코골이 소음을 크게 줄일 수 있습니다. 코막힘으로 고생하다가 코수술을 받은 분들이, 이렇게 좋은 수술을 왜 진작 안 했지 하는 말도 합니다.

편도가 크고, 감기가 걸리면 편도가 붓는 분들의 경우, 편도를 떼면 코골이와 수면무호흡증이 크게 좋아집니다. 편도는 성인이 되면 필요 없는 조직입니다. 잘라내면 기도가 넓어집니다. 편도절제술을 해서 후유증이 생기는 것은 거의 없습니다. 여기에 목젖, 연구개를 절제하는 수술까지 같이 하면 약 40% 환자에서 코골이와 수면무호흡증이 좋아집니다.

셋째, 혀가 두껍고, 턱이 뒤로 들어간 분들은 어떤 수술도 안 받는 것이 좋습니다.

이런 분들은 혀 뒷공간이 좁습니다. 혀를 잘라낼 수는 없고, 설근부축소술(고주파로 혀를 태워서 부피 줄이기)를 한다고 해도 그 효과는 크지 않습니다. 그래서 이설근전진술이라고 아래턱뼈를 잘라서 앞으로 당기는 수술, 설골고정술 등도 있습니다. 그러나 국외에서 10여 년 전에 해 본 자료를 보면 그 효과는 크지 않습니다. 수술비용, 수술 관련 통증, 이후 합병증 등을 생각하면 신중하게 수술을 결정해야 합니다. 혀가 두껍고 턱이 뒤로 들어간 분들은 구강내장치를 써 보고 어느 정도 호전이 있는지도 보고, 양압기치료도 해 보시는 것이 좋습니다. 이런 비수술적 치료를 도저히 받아들이기 힘들다면 그때 수술을 고려해도 늦지 않습니다.

넷째, 큰 수술을 받아야 한다면 대학병원 혹은 종합병원에서 받으십시오.

요즘 마취과 전문의가 상주한다는 것을 내세우는 성형외과와 수술전문병원들이 늘고 있습니다. 마취과 전문의가 있는 만큼 의료사고를 예방할 수 있다는 뜻이겠죠. 바로 그런 이유로 유사시에 여러 의사가 동시에 도와줄 수 있고, 응급수술도 할 수 있고, 중환자실도 있고, 수혈도 쉽게 할 수 있는 대학병원이 수술받기에 가장 안전한 병원입니다. 코수술, 연구개수술, 편도절제술 정도를 위해서 반드시 대학병원에 가야 하는 것은 아닙니다. 그러나 이설근전진술, 혀뿌리 수술 등 숨길이 막혀서 위험한 상황이 올 수 있고 5일 이상 입원을 해야 하는 수술들은 대학병원에서 받는 것이 좋습니다.

하지불안증후군

잠들기 전 다리 불편감으로 고통을 겪는 하지불안증후군

46세 여성, 희수 씨는 전자제품 제조회사에서 일한다. 업무 특성상 앉아서 일하는 시간이 많다. 그런데 몇 년 전부터 가만히 앉아 있으면 종아리 부분에 말로 표현하기 힘든 불편감이 있었다. 당기는 듯한 느낌이기도 하고 저린 느낌이기도 하다. 그럴 때 일어나서 움직이거나 다리를 주무르면 좋아지기도 하지만, 업무 특성상 매번 일어나서 움직일 수는 없어서 괴로웠다. 그리고 그 증상은 야간에 더 심해졌다. 그래서 잠들기 힘들고 잠을 충분히 자지 못해서 업무 중 졸음에 시달리기도 했다. 그래서 수면전문클리닉을 찾았다.

수면전문의: 다리가 불편해서 오셨다고 하시는데, 특히 어느 부분이 불편합니까?

희수: 종아리 부분이 불편합니다. 무릎 관절이 아픈 것은 아닙니다. 정형외과에 가서 엑스선 사진을 찍어 보았는데 뼈에는 아무 이상이 없다고 합니다.

수면전문의: 불편한 증상이 밤에만 나타납니까? 혹시 낮에도 증상이 나타납니까?

희수: 이런 증상이 있은 지 5년 정도 됩니다. 처음에는 밤에 자려고 하면 종아리 부분에 뭔가 기어가는 듯한 느낌이 있어서 잠들기 어려웠습니다. 그런데 지금은 낮에도 다리를 움직이지 않고 가만히

있을 때에는 벌레가 기는 듯한 느낌 혹은 저린 느낌도 듭니다. 지난번에 3시간 정도 기차를 타고 여행을 다녀온 적이 있는데, 그때 다리를 안 움직이고 앉아 있으니까 특히 더 불편했던 것 같습니다. 일어나서 조금 걸었더니 불편감이 줄었습니다.

수면전문의: 말씀하신 걸 종합하면 낮에도 불편은 있지만 주로 밤에 증상이 심하고, 가만히 있으면 더 불편하고 움직이면 좀 나아지는 걸로 보입니다. 혹시 다리가 많이 불편할 때 다리를 주무르거나 두드리거나 하면 좀 나아지나요?

희수: 예, 그래서 자기 전에 남편에게 다리를 주물러 달라고 하기도 합니다. 그러나 매번 그렇게 하기는 미안하기도 하고. 그러다가 이렇게 다리가 불편해서 잠을 못 자는 것도 수면질환일 수 있다는 이야기를 듣고 수면클리닉을 방문하게 되었습니다.

수면전문의: 맞습니다. 말씀하신 증상으로 보아 하지불안증후군일 가능성이 높습니다. 혹시 잠을 잘 때 다리를 많이 움직인다는 이야기를 같이 자는 분께서 하시지는 않았나요?

희수: 들었습니다. 남편 말로는 제가 잠을 자다가 다리를 차기도 한다고 합니다. 그래서 잠을 자다가 놀라서 깬 경우도 있다고 했습니다. 이런 것도 관련이 있습니까?

수면전문의: 예, 하지불안증후군이 있는 분들에서 자는 중에 다리를 움직이는 증상이 함께 있을 수 있고 그래서 잠을 자는 동안 수면의 질이 떨어집니다. 자고 나도 피로가 풀리지 않는 경우가 있습니다. 말씀하신 증상에 대한 진단을 위해서 수면다원검사와 운동억제검사를 해 보고 오시면 그 결과를 설명하겠습니다.

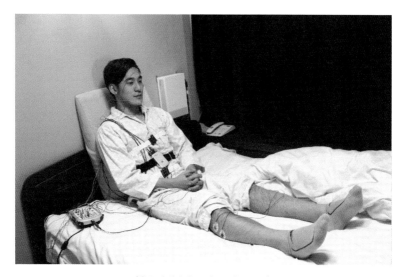

〈운동억제검사를 받고 있는 모습〉

　희수 씨는 수면검사를 예약한 날 수면검사실을 방문하였다. 몸
에 여러 가지 센서를 붙이면서 검사에 대한 설명을 들었다. 나리에
불편감을 느끼고 있었기 때문에 양쪽 종아리 근육에 근전도 전극
(근육의 움직임을 전기적 신호로 바꾸어 표시할 수 있도록 해주는
센서)을 붙였다. 그리고 등을 기댄 채로 두 다리를 뻗고 침대에 앉
았다. 수면기사는 희수 씨에게 버튼이 달린 작은 기기를 주었다.
가능하면 다리를 움직이지 않고 있다가 다리에 불편감을 느끼면
버튼을 누르라고 했다. 검사가 시작되고 몇 분이 지나자 희수 씨는
종아리에 뭔가 기어가는 듯한 불편감을 느꼈다. 그때마다 버튼을
눌렀다. 30분쯤 지난 후 검사를 종료하였다. 이 검사를 '운동억제
검사'라고 한다고 들었다. 이어서 수면기사는 검사실의 조명을 껐
다. 희수 씨는 지시에 따라 잠을 청했다. 희수 씨가 잠을 자는 동안

희수 씨의 수면상태, 수면 중 호흡상태, 다리 움직임 등이 기록되는 수면다원검사가 진행되었다. 희수 씨는 다음 날 아침 검사를 마친 후 귀가하였다.

희수 씨는 검사결과에 대한 설명을 듣기 위해서 수면클리닉을 찾았다.

수면전문의: 이번에 검사하실 때 나타난 하지 불편감이 평소 느끼는 것과 비슷했습니까?

희수: 예, 자기 전에 다리를 뻗고 움직이지 말라는 검사를 받았는데, 처음에는 불편하지 않았는데 시간이 지날수록 점점 다리에 뭔가 기어가는 듯한 느낌이 들어서 무척 불편했습니다. 그때마다 지시대로 버튼을 눌렀습니다. 검사가 잘 되었는지 모르겠습니다.

수면전문의: (검사 결과 그림을 보여 주며) 여기 보시면 희수 씨께서 버튼을 누른 부분이 표시되어 있습니다. 그리고 이 부분은 다리 근육에서 나온 근전도 신호인데, 버튼을 누른 시점 전후로 다리 근육이 수축한 것이 표시된 겁니다. 이 개수를 모두 세어 보니 80회 정도 나타났고 1시간에 160회 정도 나타난 것이 됩니다. 이 정도면 매우 심한 하지불안증후군이 있다고 할 수 있습니다.

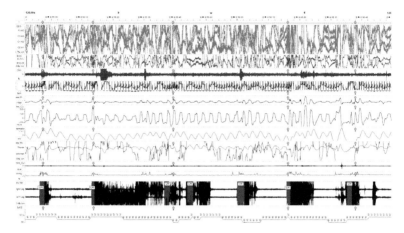

피검자가 불편을 느낄 때 버튼을 누른 것이 세로줄의 느낌표로 표시되어 있다. 피검자의 다리 움직임이 아래에서 두 번째 줄에 표시되어 있다.

〈운동억제검사〉

희수: 아, 그렇군요. 제가 상당히 심한 편이었군요. 그리고 그날 밤에 잠을 자다가도 2번 정도 깬 걸로 기억이 되고, 그때 잠에서 깨었을 때도 다리 불편감이 있었습니다. 그것도 기록이 되어 있습니까?

수면전문의: (야간 수면검사 기록 중에서 다리 움직임이 기록된 것을 보여주며) 예, 여기 보시면 아까 보여드린, 자기 전에 시행한 검사에서와같이 다리 근육이 연속적으로 짧게 여러 번 움직인 것이 표시되어 있습니다. 이것은 주무시다가 깨어서 몸을 뒤척인 것이 아니라 잠을 깊게 자는 중에 본인의 의지와 무관하게 다리 근육이 움직인 것입니다. 이렇게 일정한 시간 간격을 가지고 주기적으로 다리를 움직인다고 해서 '주기성사지운동증'이라고 합니다. 이 역시 심한 편으로 한 시간에 60회 정도 나타나고 있습니다. 그리고 주무시다가 깬 것이 여러 번 있는데 그중 상당수가 다리 움직임이 나타난

후 그 자극에 의해 깬 것입니다. 주기성사지운동증 때문에 깊은 잠을 연속적으로 자지 못하고 있다고 볼 수 있습니다.

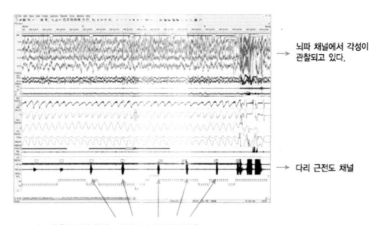

뇌파 채널에서 각성이 관찰되고 있다.

다리 근전도 채널

다리 근육에 붙인 근전도 센서에서 얻어진 신호들.
다리 근육의 주기적인 수축으로 나타나고 있다. 다리 근육의 움직임으로 잠에서 깨게 된다.

수면 중에 지속적으로 다리를 움직이고 그것이 근전도 센서를 통해 표시되어 있다.

〈주기성사지운동증〉

희수: 제가 잠을 자고 나도 피로가 풀리지 않고 낮에 졸음을 느끼는 것이 이 증상과 관련이 있습니까?

수면전문의: 예, 그렇습니다. 하지불안증후군이 있어서 쉽게 잠들지 못합니다. 그러니까 수면시간이 부족해지고 졸음을 느낄 수 있습니다. 또, 보시다시피 잠을 자는 중에 수시로 다리를 움직이고 그로 인해서 잠이 방해를 받습니다. 깊게 잠을 잘 수 없죠. 잠을 자더라도 질이 떨어지는 '싸구려' 잠을 잔다고 할 수 있습니다. 잠을 자도 피로가 풀리지 않고 낮에도 졸음을 느끼게 됩니다.

희수: 그럼 저는 어떤 치료를 받게 됩니까?

수면전문의: 제가 오늘 약을 처방해 드릴 겁니다. 희수 씨는 잠들기 전에 증상이 가장 심한 편이므로 잠자리에 들기 30분 전에 약을 드시면 됩니다. 그리고 낮에도 하지 불편감이 심할 때 드실 약도 처방해 드리도록 하겠습니다. 그리고 오늘 몸속의 철분 양을 측정하기 위해서 혈액검사를 하시게 됩니다.

희수: 철분 양과 이 증상이 관련이 있습니까?

수면전문의: 철분이 부족할 경우에 우리 뇌 속에서는 도파민이라는 물질이 잘 만들어지지 않습니다. 뇌 속에 도파민이 부족하게 되면 하지불안증후군과 주기성사지운동증이 생기기 쉽다는 것이 연구를 통해서 나왔습니다. 그리고 사람에 따라 철분 부족을 해결해주는 것만으로도 하지불안증후군과 주기성사지운동증 증상이 치료되기도 합니다.

희수: 그렇군요. 그런데 제가 다리에 불편을 느끼는 것이 뇌 속 도파민 부족 때문입니까?

수면전문의: 예, 지금까지 연구된 바로는 뇌의 특정 부위에 도파민이 부족해지면 하지 불편감이 나타납니다. 그래서 오늘 처방해드리는 약은 도파민 부족과 불균형을 해소하여 하지 불편감을 느끼지 않도록 해주는 약입니다.

희수 씨는 처방된 약을 먹고 난 후 잠을 자기 전에 다리가 불편한 증상이 없어졌다. 그래서 쉽게 잠들 수 있었고 자는 동안 깨는 일도 없어졌다.

희수 씨는 철분검사 결과, 심한 철분 부족으로 나타났다. 철분 부족을 치료하기 위해서 철분제를 처방하였다. 희수 씨는 철분제 복용

후 변비와 위장 불편증상을 호소하였다. 그래서 먹는 철분제 대신 철분제 주사요법을 시행하였다. 철분 성분을 정맥 주사를 통해서 체내로 전달하는 방식으로 철분제 복용이 어려운 경우와 단시간에 철분부족을 개선하기 위해 사용한다. 최근에는 고농축 철분제 주사요법만으로 하지불안증후군 증상을 완전히 조절한 연구 결과도 발표되었다. 희수 씨는 고농축 철분제 주사요법 후에 하지불안증상이 크게 호전되었다. 처방 약을 그전의 반으로 줄이고도 큰 불편을 느끼지 않았고, 약을 안 먹고 지내는 날도 늘어났다. 수면 상태도 좋아져서 낮 동안 피로감도 크게 개선되었다.

소아 코골이 수면장애

아이 코골이 때문에 잠을 못 자는 어머니

30대 중반 희정 씨가 6살 난 아들을 데리고 수면클리닉을 방문했다. 희정 씨는 맞벌이 부부로 주간에 근무하는 사무직이다. 아들이 잠을 잘 때 코를 골다가 뒤척이고 잠에서 깨는 일이 많아 그걸 돌보느라 밤에 잠을 제대로 잘 수 없다는 것이다. 아들 때문에 불면증이 생겼고 수면부족으로 낮 동안 졸음이 심하고 업무효율이 떨어진다고 호소하였다.

희정: 저는 그 전에 잠을 잘 잤고 지금도 무척 졸립니다. 아들 잠 문제를 해결해야 할 것 같아서 찾아왔습니다.

수면전문의: 아드님이 코를 골고 잠을 자다가 뒤척이는 증상은 언제부터 나타났습니까?

희정: 한 2년 정도는 된 것 같습니다. 비염이 있고 늘 콧물을 흘렸습니다. 지금도 그렇습니다. 동네 소아과에 가 보면 우리 아이 같은 애들이 많더라고요. 의사 선생님도 비염이 있고 아데노이드가 커서 코가 잘 막힌다는 말씀도 하셨습니다. 감기 증상이 심하면 약을 먹이고, 괜찮아지면 안 먹이고, 그렇게 지내왔습니다. 그때도 코골이가 있었고 특히 감기 걸리면 더 심해지는 것 같습니다. 그런데 최근에는 감기가 안 걸렸는데도 더 심합니다.

수면전문의: 아이가 잠을 잘 때 입을 벌리고 자거나 엎드려서 자지는 않습니까?

희정: 입을 벌리고 잡니다. 그렇게 하면 안 좋다고 하던데. 잠을

잘 때는 계속 몸을 움직이고 자세를 바꾸는 데 엎드려서 자는 경우가 있고 그게 편한 모양이라고 생각했습니다.

수면전문의: 지금 유치원을 다니고 있을 것 같은데, 유치원에서의 생활은 어떻습니까?

희정: 사실 그것도 문제입니다. 유치원에서 집중을 못 하고 산만하다는 말을 많이 듣습니다. 그래서 선생님들이 힘들어합니다. 주의력결핍-과잉행동장애가 아닌가 하는 생각이 들기도 합니다. 아직 소아정신과를 가보지는 않았는데 그것도 걱정됩니다. 우리 아들이 또래보다 키가 작은 편입니다. 잠을 못 자서 그렇다는 생각이 드는데 이것도 코골이와 관련이 있습니까?

수면전문의: 여러 가지 내용을 종합해 보면 아드님은 코골이가 심하고, 수면다원검사를 해 보면 정확히 알 수 있겠지만, 수면무호흡증도 있을 것으로 보입니다. 소아 코골이는 아데노이드편도와 구개편도가 커서 기도를 막아서 생기는 경우가 많습니다. 입을 벌리고 자게 되는데, 이런 상태가 오래가면 아래턱이 잘 자라지 않아서 부정교합이 생기고 얼굴이 길어집니다. 코를 골고 잘 때는 밤에 깊게 잠을 못 자게 되는데 이때 성장호르몬이 잘 나오지 않아서 키도 잘 안 큽니다. 이 나이 아이들은 잠을 못 자도 낮에 졸려 하지는 않습니다. 그 대신 집중을 못 하고 산만한 행동을 보입니다. 그래서 주의력결핍-과잉행동장애와 비슷하게 보입니다. 수면문제를 해결하고 나서 산만한 행동에 대해서 평가해 보면 결과가 달라지는 경우가 많습니다.

희정 씨 아들의 신체검진 결과 아데노이드와 구개편도가 상당히

큰 편이었다. 수면다원검사상 수면무호흡증이 심하게 나타나 소아수
면무호흡증으로 진단되었다. 이비인후과에서 아데노이드와 구개편
도를 절제하는 수술을 받았다. 이후 코골이와 수면 중 호흡곤란은
없어졌고 밤에 깊게 잠을 자게 되었다. 희정 씨의 수면장애도 없어
졌다.

지속적인 심한 졸음, 기면증과 과다수면증

20대 초반 남성, 영수 씨는 3교대로 근무하는 생산직 노동자이다. 영수 씨는 낮 근무 중, 참을 수 없는 졸음으로 고생하다가 직장 상사와 주변 사람들의 권유로 수면클리닉을 찾았다.

수면전문의: 심한 졸음 때문에 내원하셨는데, 졸음은 어느 정도입니까?

영수: 제가 업무 중에 자주 조는 일이 있습니다. 나름대로 참아 보려고 해도 잘 안 됩니다. 제 업무는 한 자리에 서서 생산 공정을 지켜보다가 이상이 있으면 조치를 하는 것인데, 몸을 특별히 움직이지 않고 가만있는 경우가 많고 똑같은 것이 반복되는 것이라서 좀 지루합니다. 그래서 졸음이 더 오는 것 같습니다. 몸을 움직이는 일을 할 때는 괜찮습니다.

수면전문의: 혹시 업무 외에 다른 일을 할 때 졸음이 문제가 되는 경우는 어떤 것이 있습니까?

영수: 회의나 교육을 받을 때 조는 일이 많습니다. 사실 제가 고등학교 때에도 졸음 때문에 공부에 집중하지 못했습니다. 수업시간에 거의 잤던 기억이 납니다. 그리고 군 생활할 때도 강당에 앉아서 교육을 받을 때는 거의 잤던 것 같습니다. 저녁 회식 자리에서 술을 마시다가 자주 졸아서 동료들이 예의가 없다고 이야기한 적이 있습니다. 그리고 아까 설문지에 표시한 것처럼 텔레비전을 보거나 운전할 때도 졸음이 있습니다. 버스나 기차를 타고 여행 가면 거의 다 잔다고 보면 됩니다.

수면전문의: 표시한 설문지의 졸음 정도를 보니까 18점으로 상당히 졸리는 것으로 나와 있네요. 그리고 비교적 긴 기간 동안 졸음으로 고생하신 것 같은데, 혹시 졸음이 병이라고 생각하고 병원에 가 볼 생각은 안 하셨습니까?

영수: 저는 고등학교 때부터 많이 졸았고 그때는 주변 친구들도 많이 자서 그냥 그런가 보다 했습니다. 군 생활 초기에는 졸음으로 특히 힘들었습니다. 그런데 말년이 되면서 생활이 편해지니까 그런대로 견딜만했습니다. 그리고 지금 직장생활을 하면서 많이 힘듭니다. 저도 텔레비전에서 '기면증'에 대한 프로그램을 보고 기면증이 아닐까 하는 생각도 해 보았는데, 텔레비전에 나오는 환자는 걸어가다가도 잠이 들고, 흥분하면 힘이 빠지는 탈력발작도 있던데 저는 그런 증상은 없고 그렇게 심하지도 않습니다. 그래서 기면증은 아니라고 생각했습니다. 간이 나쁜가 해서 건강검진을 할 때 의사 선생님께 물어보니 간은 정상이라고 하고, 사실 다른 건강상 아무 문제가 없다고 하더군요. 그래서 저는 의지의 문제라고 생각하고 있었습니다. 그런데 팀장님께서 인터넷으로 보시고 꼭 병원에 가보라고 하셨어요. 이렇게 졸다가 사고가 날 수도 있다고 하면서. 그래서 오게 되었습니다.

수면전문의: 말씀대로 다른 기면증 환자 중 상당수가 영수 씨처럼 '나는 저렇게 심하게 졸리지는 않아, 나는 탈력발작은 없어'라고 생각하면서 병원에 늦게 오고, 그래서 기면증에 대한 진단과 치료를 늦게 받습니다. 그동안 졸음으로 일상생활에 큰 어려움을 겪고, 주위 사람들로부터 게으른 사람으로 오해를 받고, 또 교통사고나 여러 가지 안전사고 위험에 노출됩니다. 기면증 환자의 졸음 정도는 사람

마다 다릅니다. 아주 증상이 심해서 본인도 자각하고 적극적으로 치료를 받는 분도 있지만, 졸음은 있으나 본인이 의지로 버티면 밖으로 크게 드러내지 않고 잘 지낼 정도로 약한 증상을 가진 분도 있습니다. 또 기면증 환자의 40~50% 정도에서는 탈력발작 증상이 없습니다.

영수: 그런 제가 기면증일 가능성이 있습니까?

수면전문의: 여러 가지 정황상 기면증을 포함한 과다수면증이 있을 가능성은 분명히 있습니다. 야간수면상태를 보는 수면다원검사와 낮 동안 졸음 정도를 측정하는 다중입면잠복기검사를 받아 보시는 것이 필요합니다. 그 결과에 따라 치료하게 됩니다.

영수 씨는 일정을 잡아서 1박 2일 동안 검사를 받았다. 검사 결과 중간 이상으로 심한 기면증으로 진단받았다. 그리고 기면증 졸음 증상을 치료하기 위한 약을 처방받았다. 약을 먹고 지내면서 정상인과 다름없이 생활할 수 있게 되었다. 한편, 영수 씨의 교대근무는 수면리듬을 자주 바꾸므로 기면증 증상 치료를 어렵게 하고 증상을 악화시킬 수 있으므로 교대근무를 하지 않는 부서에서 일할 수 있도록 권고하였다.

늦게 자고 늦게 일어나는 늦잠증후군

20대 초반 직장인 미진 씨는 백화점에서 근무한다. 업무 특성상 오전 9시 전에 출근해서 영업준비를 해야 한다. 그런데 미진 씨는 늦잠을 자는 습관 때문에 직장에 지각하는 일이 자주 있었다. 팀장으로부터 여러 번 질책을 받았고 이런 상태가 오래간다면 이직을 해야 할지도 모르는 상황이라고 했다.

수면전문의: 늦잠을 자는 문제 때문에 어려움이 크신 것 같습니다. 이렇게 늦잠을 자는 것은 언제부터였습니까?

미진: 제 기억으로는 중학교 다닐 때부터인 것 같습니다. 그때도 아침에 일어나기 힘들고 어머니께서 힘들게 깨워주셨습니다. 일어나야겠다는 생각이 들었지만 몸이 마음대로 되지 않았고 아침잠이 많았던 것 같습니다. 그래서 중학교, 고등학교 다닐 때에도 아침에 일찍 일어나지 못해서 지각하는 일이 많았습니다. 그때도 고쳐보려고 애를 썼지만 잘 안 되었습니다.

수면전문의: 밤에는 몇 시에 주무십니까?

미진: 보통 새벽 2시가 넘어서 잠자리에 듭니다. 9시까지 출근하려면 7시에는 일어나서 준비해야 하는데, 새벽 2시에 누워도 잠이 금방 들지 않습니다. 제 느낌으로는 새벽 3시는 되어야 잠이 드는 것 같습니다. 그렇다 보니 4시간 자고 아침 7시에 일어나야 하는데 그게 쉽지 않습니다.

수면전문의: 혹시 밤 11시쯤에 잠을 자려고 노력해 보지는 않았습니까?

미진: 지각을 자주 해서 저도 나름대로 일찍 자려고 해 보았지만, 밤 11시에 누워도 도무지 잠이 오지 않습니다. 그래서 텔레비전도 보고 인터넷도 하면서 시간을 보내다 보면 새벽 2시가 됩니다. 그리고 새벽 2시가 될 때까지 그다지 졸리지도 않습니다. 낮에는 일하는 중에도 많이 졸린데. 특히 점심 먹고 나서는 졸음을 견딜 수 없습니다. 그래서 낮에 커피를 마십니다.

수면전문의: 오후부터 저녁까지 계속 졸음이 옵니까?

미진: 아니오. 오후 4시가 지나면 그다지 졸리지 않습니다. 저녁 시간에도 힘들지 않습니다. 저는 아무래도 야행성인 것 같습니다. 신문에 보니까 저녁형 인간이 있다고 하는데 제가 딱 그런 사람인 것 같습니다.

수면전문의: 수면리듬검사를 해 보면 좀 더 정확히 알 수 있겠지만, 미진 씨는 저녁형일 가능성이 높아 보입니다. 그리고 밤늦게 잠이 들고 아침에 일어나기 힘든 것이 바로 10대 후반부터 20대 초반까지 젊은 사람들에서 볼 수 있는 특징적 수면-각성 주기입니다. 사람 뇌의 하루 주기는 24.5시간 정도로 지구의 자전주기인 24시간보다 조금 깁니다. 그런데 젊은 분들은 25시간 정도로 조금 더 깁니다. 이 연령 때의 특징이라고 볼 수 있습니다. 그래서 수면유도 호르몬인 멜라토닌이 분비되는 시간이 노인이나 중년에 비해서 늦습니다. 잠이 늦게 오고 잠에서도 늦게 깨기 쉬운 생리적인 조건인 셈입니다.

미진: 그런데 제 동료들도 저와 비슷한 나이인데 그 친구들은 지각하지 않고 출근을 잘합니다. 이유가 무엇입니까?

수면전문의: 그분들은 미진 씨보다 아침형에 가까울 수 있습니다.

유전적으로 잠이 일찍 오고 일찍 일어나는 체질이면 젊은 나이에도 늦잠을 자는 경향이 덜합니다. 또 그분들의 생활환경이나 가족들의 수면시간 등이 일찍 자고 일찍 일어나는 데 유리하게 만들어져 있을 수 있습니다. 그리고 그분 나름대로 일정한 수면시간을 유지하고 지각하지 않으려고 노력하는 것도 분명 있을 겁니다.

미진: 그럼 저는 어떻게 해야 합니까? 약을 먹어야 합니까?

수면전문의: 늦잠 문제는 수면주기의 문제입니다. 상당 부분 그 사람의 생활습관과 관련이 있습니다. 생활습관을 교정하는 것이 필요합니다. 먼저 수면각성리듬 검사를 통해서 수면과 관련된 생활 전반을 평가하게 됩니다. 그리고 본인의 업무나 생활에 가장 잘 맞는 수면일정을 함께 만듭니다. 이런 치료를 '늦잠증후군 인지행동치료'라고 합니다. 너무 잠이 늦게 들고 아침에 바로 깨지 못하는 경우에는 약물을 처방할 수도 있습니다. 또 아침에 잠을 깨기 힘든 증상이 심한 경우에는 밝은 빛을 쬐어서 잠에서 깨는 리듬을 조정하는 광치료가 도움이 됩니다.

미진 씨는 늦잠증후군을 치료하기 위한 인지행동치료를 3회에 걸쳐 받았다. 아침에 광치료를 하면서 잠에서 깨는 데 걸리는 시간이 줄어들었다. 미진 씨가 무심코 하던 행동 중에 잠을 방해하는 여러 가지 습관을 교정하였다. 치료를 종결할 시점에는 아침에 일어나는 것이 힘들지 않고 지각하는 일도 없어졌다.

몽유병 때문에 다친 사람, 렘수면행동장애

55세 남성, 수근 씨는 공장 보일러실에서 일한다. 업무 특성상 동료 직원들과 조를 짜서 2교대근무를 하고 있다. 야간근무 중에도 특별한 일이 없을 때는 동료에게 일을 맡기고 숙직실에서 2~3시간 잠을 잘 수 있다. 그런데 최근 들어 함께 야간근무를 하는 동료들로부터 잠꼬대가 심하다는 말을 듣게 되었다. 수근 씨가 자고 있을 때 숙직실에서 누군가와 싸우는 듯한 소리가 들려서 가보면 수근 씨가 큰소리를 떠들고 있었고, 가끔 허공에 대고 손짓을 하기도 한다는 것이다. 처음에는 대수롭지 않게 여기고 지나갔지만, 그 정도가 점점 심해져서 본인에게 이야기하지 않을 수 없게 되었다고 한다. 주변 사람들의 권유로 수면클리닉을 찾았다.

수면전문의: 잠을 자면서, 잠꼬대를 심하게 했다는 말을 듣고 많이 당황하셨을 것 같습니다. 어땠습니까?

수근: 예, 저는 잠꼬대에 대해서 뚜렷한 기억이 없습니다. 다만 주변 사람들이 내가 했던 잠꼬대 내용을 이야기하면 어렴풋이 그 비슷한 내용의 꿈을 꾼 것 같은 느낌은 듭니다. 그러나 그때 내가 잠에서 깼었다는 생각은 들지 않습니다. 내가 잠꼬대를 하면서 무슨 이야기를 더 했는지 모르니까 조금 불안하기도 합니다.

수면전문의: 혹시 댁에서 주무실 때, 가족분들이 잠꼬대에 관해서 이야기하지 않습니까?

수근: 저도 동료들한테 그런 이야기를 듣고 가족들에게 물어보았습니다. 그랬더니 아내와 자녀도 비슷한 이야기를 했습니다. 그리고

어느 날은 잠을 자다가 팔로 옆에 자는 아내를 때린 적이 있었다고 합니다. 저는 기억이 없는데 아내가 그때 깜짝 놀라서 깼다고 했습니다.

수면전문의: 자다가 일어나서 침실 밖으로 나가는 경우는 없었습니까?

수근: 그런 일은 없었습니다. 다만, 침대에서 생활하는 데 한 번은 자다가 침대 밑으로 굴러 떨어진 적이 있습니다. 그때 다치지는 않았지만 조심해야겠다는 생각은 듭니다.

수면전문의: 잠꼬대는 함께 잠을 자는 사람들에게 불편을 주고 여러 가지 사회적인 문제를 일으킵니다. 수근 씨처럼 잠꼬대하면서 '팔로 옆 사람을 때리는' 것과 같은 행동이 동반된다면 단순한 잠꼬대가 아닐 수 있습니다. 그런 문제가 수면 중 어느 단계에서 나타나는 지, 행동이 함께 나타나는지, 그리고 다른 수면질환이 동반되어 있지는 않은지 종합적으로 알아보기 위해서 잠을 찍어 보는 수면다원검사를 받아 보셔야 합니다.

수근 씨는 일정을 정해서 검사실에서 하룻밤을 자면서 수면다원검사를 받았다. 검사 중에 심한 잠꼬대와 함께 허공에 손짓하고 다리로 무엇인가를 차는 등 격한 행동을 보였다. 그리고 수면 중에 코를 골다가 잠에서 깨는 수면무호흡증도 동반되었고 숨을 멈추는 일이 있을 때 그런 잠꼬대와 행동이 동반되었다. 이를 종합해서 렘수면행동장애로 진단하였다. 수근 씨는 검사 결과를 듣기 위해서 수면클리닉을 다시 방문했다.

수면전문의: (검사 중에 녹화된 동영상과 수면검사 기록을 보여주면서) 여기 보시는 것처럼 꿈을 꾸는 수면 중에 심한 잠꼬대와 행동이 나타납니다. 이런 일이 기억이 나십니까?

수근: 기억이 나지 않습니다. 그런데 막상 이런 동영상을 보니까 좀 당황스럽기도 하고 같이 자는 사람들이 많이 놀랐을 것 같습니다. 제가 수면검사를 받고 나서 인터넷으로 찾아보니까 '렘수면행동장애'라는 병이 제 병과 비슷할 거라는 생각을 하게 되었습니다. 또 내용을 보니 렘수면행동장애가 있는 경우에 나중에 파킨슨병, 치매 같은 심각한 질환이 올 수 있다고 해서 걱정이 됩니다. 저도 치매에 걸리게 되는 것입니까?

수면전문의: 렘수면행동장애는 잠 특히 꿈꾸는 잠을 조절하는 뇌 부위가 손상되거나 노화가 빨리 진행되면서 생기는 질환으로 알려져 있습니다. 이 부위에 노화가 진행되면 우리 몸의 운동 조절에도 문제가 생길 수 있고 파킨슨병이나 치매가 생길 수 있다는 연구결과가 있습니다. 스페인에서 이런 연구를 많이 했는데 렘수면행동장애가 있는 환자의 40% 내외에서 파킨슨병이나 치매가 발병할 수 있다고 합니다. 한편, 여러 가지 예방적 조치를 해서 심각한 상태가 되는 것을 막아야 합니다.

수근: 저는 어떻게 해야 합니까?

수면전문의: 먼저, 제가 잠꼬대를 비롯한 증상을 조절하는 약을 처방해 드리겠습니다. 약을 드시고 경과를 보겠습니다. 또, 수면무호흡증이 꽤 심한 편입니다. 수면무호흡증이 있으면 뇌에 산소 공급이 되지 않고 뇌세포가 빨리 파괴됩니다. 그렇게 되면 치매 등 심각한 뇌 질환이 생길 위험이 커집니다. 그러므로 수면무호흡증에 대해 치

료를 하셔야 합니다.

 수근 씨는 처방 약을 복용하고 난 후, 잠꼬대와 수면 중 행동증상
이 거의 없어졌다. 수면무호흡증에 대해서는 양압술 치료를 시행하
고 있다. 수면무호흡증을 치료하면서 자다가 깨는 일도 많이 줄었고
그래서 잠꼬대도 더 줄어든 것 같다고 이야기했다. 수근 씨는 수면
전문의 권유로 뇌 건강을 지키기 위해서 하루 1시간 이상 유산소 운
동을 하면서 지내고 있다.

스트레스로 인한 불면증

30대 후반, 미혼 직장인 현수 씨는 IT 회사에서 근무하고 있다. 현수 씨는 교대근무를 하지는 않지만, 업무 특성상 야근이 잦다. 평균 퇴근 시간이 밤 11시이고 업무를 미처 마치지 못한 경우에는 회사 숙직실에서 자는 경우도 가끔 있다고 한다. 최근에 회사 업무가 많아지고 업무를 분담하고 있는 다른 팀과 업무 관련 갈등이 생기면서 심한 정신적 스트레스를 받게 되었다고 했다. 점점 밤에 잠들기 힘들어지는 문제로 수면클리닉을 찾았다.

수면전문의: 말씀을 들어보니 업무 스트레스가 심하고 생활도 불규칙한 것 같습니다. 지금 잠들기 힘든 불면증상이 심하다고 하셨는데 혹시 과거에도 잠을 잘 못 잔 적이 있으십니까?

현수: 제 성격이 좀 예민한 편이라서 잠을 원래 잘 자는 편은 아니었습니다. 낮에 스트레스가 되는 일이 있으면 밤에 자려고 누워도 그 생각이 들면서 잠을 못 자는 일이 가끔 있었습니다. 그러다가 1주일쯤 지나면 다시 잠을 잡니다. 이번에도 그럴 것으로 생각했는데 벌써 석 달째 잠을 못 자고 있습니다. 잠을 못 자니까 피로해지고 업무 능률도 안 오릅니다. 그리고 더 예민해지는 것 같습니다. 우리 팀원들은 제가 사소한 일에도 너무 신경질적으로 반응한다고 합니다. 제가 생각해도 그런 것 같습니다. 그리고 기억력, 집중력도 떨어집니다. 제가 하는 일이 뭔가 새로운 것을 만들어내야 하는 것인데, 요즘은 그런 아이디어도 떠오르지 않습니다. 이게 불면증 때문입니까?

수면전문의: 많은 불면증 환자들이 현수 씨와 비슷한 어려움을 호

소합니다. 잠을 자면서 우리 뇌가 휴식을 취할 수 있는데 그런 일이 일어나지 못하니까 뇌 기능이 떨어집니다. 잠을 못 자면 창조적인 문제해결능력이 떨어진다는 연구결과도 있습니다. 또 잠을 못 자는 것 역시 스트레스입니다. 지금 현수 씨가 받는 업무적인 스트레스에 잠 못 잔 스트레스가 더해지는 것입니다. 그런데 스트레스가 심하면 우리 몸에서 스트레스 호르몬이 분비되는 데, 이 호르몬이 뇌 특히 기억을 담당하는 '해마'라는 부분을 파괴합니다. 그래서 기억력이 떨어집니다.

현수: 그러다가 치매가 오는 것은 아닙니까? 사실 제가 잠을 못 자고 일이 너무 힘들고 해서 근처 의원에서 수면제를 처방받아서 먹었습니다. 처음에는 잠이 좀 와서 도움이 되었는데 조금 지나니까 불면증상이 다시 나타나고 수면제에 의존하는 마음이 생겼습니다. 이러다가 수면제에 중독되는 거 아닌가 하는 걱정도 들었습니다. 그런데 무엇보다도 수면제를 먹고 자고 나면 아침에 머리가 멍해지면서 어제 일도 잘 기억이 나지 않고 '머리가 나빠지는 느낌'이 들었습니다. 그래서 수면제 때문에 치매 생기는 거 아닌가 하는 불안이 생겨서 약을 다 먹지 않고 버렸습니다. 혹시 수면제를 먹어서 제 기억력이 더 떨어진 것입니까?

수면전문의: 많은 분이 그런 걱정을 합니다. 수면제를 무분별하게 드시는 것은 당연히 금해야 합니다. 특히 현수 씨처럼 머리를 써서 일하시는 분은 수면제를 드시는 것이 업무에 영향을 줍니다. 고급 뇌 기능에 특히 악영향을 주기 때문입니다. 현수 씨에게는 여러 가지 면에서 수면제가 맞지 않습니다. 불면증에 대한 인지행동치료가 필요할 것 같습니다.

현수 씨는 불면증에 대한 인지행동치료를 시작하였다. 인지행동치료를 통해서 업무 스트레스에 대처하는 법을 배우고, 심한 정신적 긴장을 줄이는 이완요법을 배웠다. 또 잘못된 수면리듬을 바로 잡는 생활 습관을 시행했고, 광치료도 함께 받도록 했다. 이후 불면증상이 점점 호전되었고, 수면제 없이 잠을 잘 수 있게 되었다.

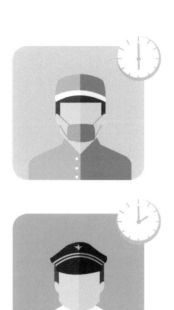
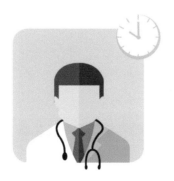

수면의학과
수면전문의

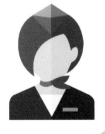

수면전문의

수면의학에도 전문의사가 있다. 공식 명칭은 아니지만 '수면전문의'라고 부른다. 수면전문의는 수면의학에 대한 전문적인 훈련을 받은 의사이다. 수면의학은 통합의학이며 그래서 정신건강의학과, 내과, 이비인후과, 소아과, 신경과의 지식을 모두 필요로 하는 새로운 의학의 분야이며, 이 과 전문의사는 수면의학에 대해 깊은 공부를 하고 수면질환을 전문적으로 진료하게 된다.

우리나라에서는 서울대학교병원, 고려대 안암병원에 신경정신과 전문의가 일 년 동안 수면의학만 집중적으로 수련하는 전임의 과정이 있다. 필자는 서울대학교병원에서 2004년에 그 과정을 마쳤다. 이 과정을 마친 사람은 국내의 어떤 의사보다도 수면의학에 대해 잘 안다고 할 수 있다. 이런 수련과정을 마친 수면전문의는 수면의학에 대한 지식뿐 아니라 수면다원검사가 제대로 시행되는지 감독하고, 그렇게 얻어진 수면기록을 판독하며, 그를 통해 정확한 수면의학적 진단을 내리고, 치료 계획을 세우고, 치료하게 된다. 이 책에서 다룬 교대근무와 관련된 문제는 수면의학 중에서 '시간생물학'의 한 분야라고 할 수 있다.

우리나라 의과대학 교과 과정 중 수면의학에 대한 강의시간은 1시간도 안 되는 경우가 많다. 미국의 경우에도 평균 20분이라고 한다. 이렇게 짧은 시간 동안 빠르게 발전하며 방대한 학문으로 성장한 수면의학을 제대로 익히는 것은 불가능하다. 그래서 앞서 말한 대로 일 년 동안 수면의학만을 집중적으로 공부한 의사가 필요하다. 수면의학을 전공하는 사람들은 이후에도 계속해서 학회를 통해서 재교육을 받는다. 필자가 속한 대한수면의학회가 대한의학회 소속으로 유일한 수면의학 전문학회이다.

국내에 수면의학이 도입된 지 15년여밖에 되지 않았고 수면전문의도 20여 명 내외이다. 그러나 기면증을 포함한 불면증 환자, 코골이 및 수면무호흡 환자, 그리고 교대근무를 포함한 일주기리듬 장애 환자들은 매우 많다. 이들 환자는 수면의학 전문의에게 제대로 된 진찰과 검사를 받지 못하고 있으며, 따라서 제대로 된 치료도 받지 못하고 있다. 잠을 못 잔다고 하면 수면제를 처방하고, 코골이가 있다고 하면 그것이 얼마나 심한지, 어떤 원인이 있는지 살펴보지 않고 코골이 수술만 시행하고 있다. 졸음과 피로감이 있으면 수면장애를 생각해보지 않고 우울증으로 진단하고 약물을 처방한다. 누구든지 전문적인 진료로 최선의 치료를 받을 권리가 있다. 수면과 관련된 문제에도 전문의가 있다.

수면센터

수면장애를 진단하기 위한 수면다원검사를 비롯한 수면의학 관련 진료와 검사 전반을 전문적으로 시행하는 곳을 수면센터라고 한다. 미국수면학회가 인증하는 수면센터의 조건은 다음과 같다.

1. 수면생리를 이해하고 있으며, 그를 토대로 환자를 진찰하고 치료할 수 있는 수면의학전문의가 있어야 한다.

2. 수면다원검사를 통해서 얻은 수면기록을 판독하고 그를 토대로 진단을 내릴 수 있는 수면의학전문의가 있어야 한다.

3. 수면다원검사를 표준적인 방법에 따라 시행할 수 있는 수면기사가 있어야 한다. 수면검사는 대개 밤에, 8시간 이상 시행된다. 이 과정에서 다양한 센서를 통해 여러 가지 신호들이 얻어진다. 이 신호들의 질을 잘 관리하고 검사 중에 일어난 일들을 파악하고 기록해 두고 검사가 끝난 후 그 기록을 초벌 판독하는 것이 수면기사가 하는 일이다. 이 기록들을 수면의학전문의가 다시 판독해서 최종적인 진단을 내린다. 만약 수면다원검사가 제대로 이루어지지 않는다면 그다음 단계는 의미가 없을 것이다. 그러므로 충분한 수련을 거친 수면기사와 수면기사를 감독하고 지도할 수면전문의가 꼭 있어야 한다.

4. 수면다원검사가 이루어질 독립된 공간이 필요하다. 한 방에서 한 명이 검사를 받아야 하며, 빛이나 소음 등을 완전히 차단해야 한다. 쾌적한 온도와 습도를 유지해야 한다. 검사 전이나 검사 도중에 수면기사와 바로 통화할 수 있는 장치를 갖추고 있

어야 한다. 피검자가 불편을 느끼지 않을 정도의 넓이를 가진 침대가 선호된다. 병원이 아닌 가정에서 시행하는 간이수면검사가 마치 최신기술이며 더 나은 검사인 것처럼 잘못 이야기하는 의사들도 있다. 간이수면검사는 문자 그대로 간이로 하는 검사로 표준검사를 하기 전에 환자 상태를 간단히 보기 위한 것이며, 수면무호흡증에 대한 검사만 가능하므로 매우 제한적인 검사이다. 표준 수면검사는 병원에서 수면기사의 지속적인 모니터하에 이루어지며 그래서 가장 정확하다.

5. 기타 검사 장비와 환자 모니터 시설 등은 표준적인 기준에 맞아야 한다.

수면기사

수면기사는 보건대학을 졸업하고 임상의료 분야에 종사할 수 있는 면허를 취득한 사람으로 임상병리사이다. 수면기사는 수면검사를 받을 환자가 수면센터를 방문하면 수면 관련 설문지를 시행하도록 도와준다. 수면검사에 필요한 여러 가지 감지기를 신체에 부착시키는 일도 한다. 수면검사는 여러 개의 감지기로부터 얻어진 신호를 종합적으로 판정하여 결과를 산출하므로 감지기를 정확하게 부착하여 좋은 신호를 얻는 것이 매우 중요하다. 검사가 시작되면 수면기사는 환자로부터 얻어지는 다양한 신호를 모니터하여, 만약 감지기가 잘못 부착되어 신호가 제대로 얻어지지 않으면 이를 교정한다. 또 수면검사 중 환자의 특이한 행동을 관찰하고 기록하여 이후 판독에 참고가 되도록 한다. 매우 드물게 환자가 심한 부정맥이나 호흡곤란을 호소하는 경우가 있는데, 이때는 수면기사가 즉각적으로 환자를 깨우고 응급조치를 시행하기도 한다. 그래서 대부분 수면기사는 심폐소생술 교육을 마쳤고, 자격증을 가지고 있다.

검사가 끝나면 환자를 깨우고, 몸에 붙은 감지기를 제거한 후 귀가하도록 하는 것도 수면기사의 일이다. 수면기사는 수면검사를 통해 얻은 결과를 자신이 검사 시간 동안 관찰한 소견과 맞추어가며 일차 판독(초벌판독)한다. 일차 판독된 자료를 수면전문의가 다시 정밀 판독하여 최종결과 보고서를 내게 된다.

최근 미국공인수면기사(RPSGT)라는 자격을 발급받은 수면기사도 있다. 이는 미국수면기사 협회에서 시행하는 시험이다. 적어도 1년 이상 수면검사 실무에 종사한 사람들이 시험에 응시할 자격이 있다.

온라인 시험이다. 미국수면기사협회에서는 영리 목적으로 미국인이 아닌 사람에게도 응시자격을 준다. 필자도 이 시험에 합격해서 자격을 가지고 있다. 이 시험에 합격했다고 해서 미국에서 수면기사로 일할 수 있는 것도 아니므로, 미국인이 아닌 사람에게는 특별한 의미가 없는 시험이다. 시험 문제의 수준도 그다지 높지 않다. 최근에는 수면검사에 대한 실무 경험이 없는 일부 사람들이 이론 공부만 하고 이 시험에 합격하여 미국공인수면기사라는 직함을 내세우는 경우도 있다. 미국공인수면기사라는 타이틀보다는 풍부한 실무경험과 이론적 지식을 겸비하는 것이 더 중요하다.

국내에서는 2009년 2월, 대한수면의학회 주최로 수면기사에 대한 인증시험을 시행하고 인증서를 발급한 바 있다. 당시 필자가 시험위원장을 맡았다. 대한수면의학회와 대한수면학회가 연합해서 수면기사들에 대한 직무교육을 수년에 걸쳐 시행해 오고 있다. 직무교육을 통해서 일정한 자격을 갖춘 수면기사들을 대상으로 국내 수면기사 자격을 인증하는 시험을 다시 시행할 계획이다. 이를 통해 국내 수면검사의 질이 높아지고 환자분들께 더 나은 의료서비스를 제공할 수 있을 것이다.

교대근무
수면장애
극복하기

초판인쇄	2014년 12월 30일
초판 2쇄	2019년 1월 11일

지은이	신홍범
펴낸이	채종준
펴낸곳	한국학술정보(주)
주 소	경기도 파주시 문발동 파주출판문화정보산업단지 513-5
전 화	031) 908-3181(대표)
팩 스	031) 908-3189
홈페이지	http://ebook.kstudy.com
E-mail	출판사업부 publish@kstudy.com
등 록	제일산—115호(2000.6.19)

ISBN	978-89-268-6765-5 03510

이담 는 한국학술정보(주)의 지식실용서 브랜드입니다.
Books